Helena

FEITA DE AÇO E AMOR

Catalogação na Fonte
Elaborado por: Dayanne Leal Souza
Bibliotecária CRB 9/2162

B453h
2025

Beltrame, Juliane Silvestri
Helena: feita de aço e amor / Juliane Silvestri Beltrame. – 1. ed. – Curitiba: Appris, 2025.
159 p. ; 23 cm.

Inclui referências.
ISBN 978-65-250-8735-1

1. Maternidade solo. 2. Abusos. 3. Relacionamentos. 4. Filhos. 5. Casamento. I. Beltrame, Juliane Silvestri. II. Título.

CDD – 306.81

Appris editorial

Editora e Livraria Appris Ltda.
Av. Manoel Ribas, 2265 – Mercês
Curitiba/PR – CEP: 80810-002
Tel. (41) 3156 - 4731
www.editoraappris.com.br

Printed in Brazil
Impresso no Brasil

Juliane Silvestri Beltrame

HELENA

FEITA DE AÇO E AMOR

artêra
editorial
Curitiba, PR
2025

FICHA TÉCNICA

EDITORIAL	Augusto V. de A. Coelho Sara C. de Andrade Coelho
COMITÊ EDITORIAL	Ana El Achkar (Universo/RJ) Andréa Barbosa Gouveia (UFPR) Jacques de Lima Ferreira (UNOESC) Marília Andrade Torales Campos (UFPR) Patrícia L. Torres (PUCPR) Roberta Ecleide Kelly (NEPE) Toni Reis (UP)
CONSULTORES	Luiz Carlos Oliveira Maria Tereza R. Pahl Marli C. de Andrade
SUPERVISORA EDITORIAL	Renata C. Lopes
PRODUÇÃO EDITORIAL	Sabrina Costa
REVISÃO	Lena Devonne
DIAGRAMAÇÃO	Renata Miccelli
CAPA	Kananda Ferreira
REVISÃO DE PROVA	Lavínia Albuquerque

São 11,6 milhões de mulheres feitas de aço e amor, assim como Helena.

A mulher real, M.F.M., que inspirou este livro pela coragem de ser quem é e pela luta diária, sem desistir.

Aos alunos do Centro Educacional Municipal Prefeito João Telles Padilha, do 3º ano, colegas do meu filho Joaquim, que me incentivaram a escrever uma obra com personagens.

AGRADECIMENTOS

Agradeço a Deus e ao Mestre Jesus, pela oportunidade de publicar esta obra.

À minha família.

Mãe, eu não precisava da tua coragem, precisava do teu colo.

(Mãe Solo inspiração)

A gente não escolhe as tempestades,
escolhe quem segura o guarda-chuva.

(Autor desconhecido)

APRESENTAÇÃO

Prepare-se para uma leitura que não apenas tocará sua alma, mas a transformará profundamente. *Helena: feita de aço e amor* é muito mais do que um livro: é um grito de resistência e um espelho para a realidade inegável de milhões de mulheres que sustentam o Brasil de pé, muitas vezes sozinhas e esquecidas.

Inspirada em uma história real, esta obra emocionante convida você a mergulhar na trajetória de Helena, uma menina-mulher que experimentou cedo o sacrifício da vida. Desde a infância sob o "céu de chumbo" da pobreza e da doença do pai, Helena conhece a dor da exploração em lugares como o convento, um verdadeiro "moinho de carne e alma", onde lavava "panelas gigantes" e sentia a "fome que cala".

A vida a força, o abandono paterno e de parceiros, a cruel armadilha da exploração disfarçada de ajuda, e a traição que fere a alma. Você testemunhará sua luta exaustiva para criar suas filhas sozinha, em meio à informalidade e à pobreza, um ciclo de dor que ameaça se repetir na vida de sua própria filha.

Mas *Helena: feita de aço e amor* é, acima de tudo, um tributo à força inquebrantável do espírito feminino. A história de Helena se entrelaça com a de 11,6 milhões de mães solo no Brasil, mulheres que, como ela, enfrentam o preconceito (7 em cada 10 mães solo relatam), a negligência paterna (5,5 milhões de crianças sem o nome do pai na certidão) e a pobreza (57% vivendo com menos de R$ 500,00 por mês de pensão alimentícia). A autora, Juliane Silvestri Beltrame, com sua experiência em Direito de Família, Constelação Sistêmica Familiar, Neurociência e Comportamento Humano, expõe essa estrutura que as oprime, mas também celebra a resistência e a solidariedade feminina.

Helena nos ensina que "nenhuma mãe é realmente sozinha quando outras mulheres estendem as mãos". Através de uma rede de apoio formada por outras mulheres feridas e resilientes, ela ergue uma verdadeira "cidadela feminina" de cuidado mútuo. É uma história de superação, de dignidade conquistada a cada minuto de uma jornada infernal.

Este livro é um convite para olhar para dentro, reconhecer suas próprias forças e feridas, e entender que, mesmo nas maiores adversidades, o amor e a resiliência podem reescrever o destino. Como a própria autora promete, este livro "vai te ferir e depois te transformar", deixando um legado de esperança e a certeza de que a força de uma mulher, forjada em aço e amor, é capaz de mover montanhas.

Não perca a chance de se conectar com essa história real e inspiradora.

Juliane Silvestri Beltrame

PREFÁCIO

Há obras que passam por nós como brisa, e outras como tempestade. E há ainda aquelas que, silenciosamente, fincam raízes. Livros que não *apenas* contam uma história, mas despertam dentro do leitor outras histórias: as nossas, sejam elas herdadas ou sonhadas. *Helena: feita de aço e amor* é um desses casos.

Ao adentrar nas páginas escritas por Juliane Silvestri Beltrame, não encontrei apenas a vida de uma mulher ferida e forjada na dor. Encontrei ecos. Rostos conhecidos. Gestos repetidos. A coragem imperiosa de minha mãe, que, mesmo em dias difíceis, me ofereceu amor na forma de dedicação inabalável. Os conselhos eloquentes das minhas avós, que criaram filhos com mãos calejadas e olhos atentos, sem jamais nomear sua própria força. Mulheres que, como Helena, percorrem a vida com o peso de um mundo que raramente lhes foi justo, mas que ainda assim não esqueceram como se oferece pão, afeto e refúgio.

Este livro vai além de uma narrativa sobre abandono, fome ou maternidade. É uma oferenda íntima. Nele, Juliane despeja algo que — ouso dizer — está entre o mais sincero de suas obras até aqui. Cada capítulo traz uma camada da alma feminina em sua inteireza: a menina que sonha, a mulher que resiste, a mãe que refaz o mundo à força do próprio amor.

Em cada panela lavada, em cada perda, em cada gesto de acolhimento, a protagonista nos guia pelos labirintos da psique feminina, mas não como teoria, e sim como carne e vivência. Uma exposição material do campo do subconsciente da alma. As marcas que Helena carrega no corpo, carregam dentro de si os mapas secretos de tantas outras mulheres.

Jung nos aponta que os mitos e os contos sobrevivem porque neles mora o essencial da alma humana. E, se me permitem, *Helena* é um mito contemporâneo. Não porque ela seja idealizada, mas justamente pelo contrário. Ela é verdadeira. Sincera. Cheia de rachaduras, dúvidas, medos. Mas também transbordante de poder, intuição e amor.

Este não é um livro fácil. É um livro necessário. Lê-lo é como sentar diante de uma mulher que nos oferece um café e, que, nos olhando nos olhos, conta sua história sem embelezar a dor, mas também sem se curvar a ela. Uma mulher que sobreviveu não para se vingar do mundo, mas para transformá-lo: um quarto apertado, um prato de comida, um abraço silencioso de cada vez.

Agradeço à Juliane por ter escrito com tamanha generosidade, não economizando suas palavras nem seu coração. E, ainda mais, por nos lembrar que toda mulher que caminha com os pés firmes sobre a terra e com o coração elevado às nuvens, de alguma forma, é feita de aço e amor.

Boa leitura.

João Gabriel Ghettino Guzatti

Perfumista formado pela Cinquième Sens, em Paris, referência mundial na arte olfativa. Com sensibilidade e técnica, traduz emoções em fragrâncias e, neste prefácio, conecta sua visão criativa aos desafios da mulher moderna retratados pela autora.

Nossos fracassos são, às vezes, mais frutíferos que nossos êxitos.

(Henry Ford)

SUMÁRIO

A INFÂNCIA SOB O CÉU DE CHUMBO

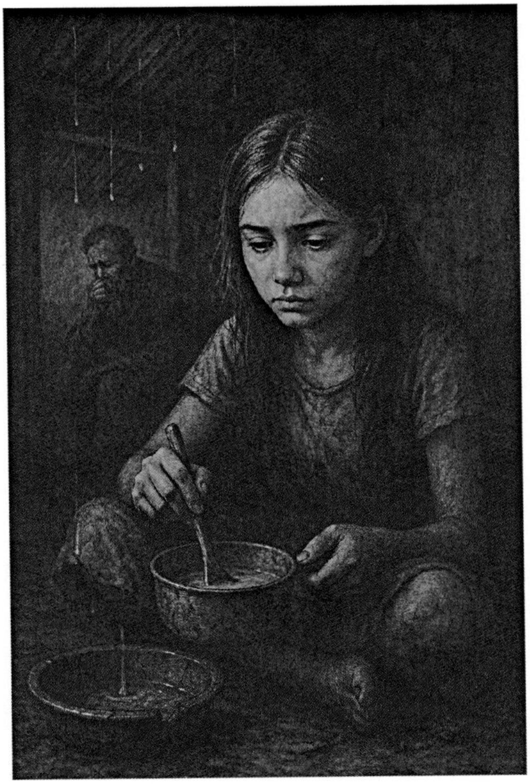

Era setembro de 1975, a chuva miudinha batia no zinco do telhado como areia. Dentro do cômodo, o som se transformava em um tique-taque constante, pingando numa bacia esmaltada com o fundo rachado, colocada estrategicamente sob o vazamento mais insistente. O ar pesava, carregado do cheiro agridoce do remédio caseiro que a mãe insistia em esfregar no peito do pai — uma mistura de gordura de galinha, arruda e álcool que nunca parecia fazer efeito.

Helena, a filha mais velha de cinco irmãos, se encolhia perto do fogareiro de barro, o único ponto de calor na casa. As mãos pequenas, já com calos nascentes nas juntas, seguravam uma colher de pau desgastada. Mexia o feijão ralo na panela pequena, muito pequena. A espuma branca subia, borbulhando preguiçosamente. Cada bolha que estourava era um grão que faltaria no prato de alguém. Ela olhava para a panela, não para o conteúdo. Focava no movimento, no calor que subia pelos seus braços finos. Era mais fácil do que olhar para a cama.

De repente, veio a tosse. Não era a tossida seca de costume. Era um ataque rouco, profundo, que sacudia o corpo frágil na cama como se quisesse desmontá-lo. Soava úmido, engasgado. Helena congelou, a colher parada no ar. A mãe largou a peça de roupa que estava remendando e correu para o lado do marido, tentando erguê-lo, dar-lhe um pouco de água num copo lascado.

— Segura ele, Helena! Segura pelos ombros! — A voz da mãe era um fio de tensão. Sofia, de 2 anos, chorava no berço, sendo embalada por Luana e Selena, gêmeas de 8 anos.

Helena largou a colher e correu. O cheiro do remédio ficou mais forte, misturado agora a um odor metálico, doce e repugnante. As mãos dela, ainda quentes do fogão, fecharam-se sobre os ombros ossudos da camisola do pai. Sentiu os espasmos violentos percorrendo seu corpo. Viu, de relance, o lenço sujo que a mãe pressionava contra a boca dele. Quando o tirou, uma mancha vermelha, viva, escarlate, estampava o pano cinzento. Sangue.

O estômago de Helena revirou. Não era medo, não exatamente. Era uma raiva surda, impotente, misturada a um nojo profundo que a envergonhava. Raiva da doença. Raiva da pobreza que os impedia de ter um médico decente, um tratamento eficaz. Raiva do sangue roubando o pouco vigor que restava ao pai. Nojo do cheiro, da sujeira implícita, da fraqueza exposta.

O ataque passou. O pai recostou-se, exausto, com os olhos fechados, a respiração um gemido rouco. A mãe limpou rapidamente o canto da boca dele com o lenço manchado, escondendo-o em um bolso do avental como se fosse um segredo sujo. Seus olhos encontraram os de Helena. Havia um oceano de dor e vergonha neles, mas também um pedido silencioso: "Não fale". "Não pense nisso".

— O feijão... — murmurou a mãe, a voz rouca também.

Helena voltou para o fogão. O feijão estava grudando no fundo da panela pequena, quase sem caldo. Ela despejou tudo em um único prato fundo. Não precisava medir. Sabia: o pai precisava do pouco que conseguisse engolir. A mãe precisava de força para trabalhar no dia seguinte. Ela, Helena, e suas irmãs ficariam com o que sobrasse no fundo da panela, se sobrasse. O estômago roncava, mas era um som familiar, quase um companheiro. A fome era menos assustadora que o cheiro de sangue e a tosse que rasgava a noite.

Helena pegou o prato e levou até a cama. Ajudou a mãe a erguer um pouco a cabeça do pai. As mãos dela, pequenas, mas firmes, seguraram a colher. Trouxe um pouco do caldo ralo, misturado com alguns poucos grãos, até os lábios rachados do pai. Ele abriu os olhos, turvos. Olhou para ela. Havia uma gratidão imensa e uma tristeza infinita naquele olhar. Helena manteve o rosto sério, concentrada na tarefa. Cada colherada era uma batalha vencida contra a fraqueza, contra a morte que rondava o barraco úmido. Era seu dever. Era seu mundo. Não havia espaço para ser criança ali, apenas para sobreviver.

José Feliciano, o irmão mais velho de Helena, já havia desistido de ficar ao lado da família. Foi em um domingo chuvoso, após uma briga calorosa com o pai. Fazia um ano que José tinha saído de casa, com seus 18 anos completados e sentindo-se humilhado pelo pai, colocou suas roupas na mochila e partiu sem destino.

Muitas brigas ocorriam entre José e Antônio. Um era bravo e teimoso, e o outro não aceitava as escolhas atravessadas da juventude. De um lado, sobrava experiência e dor, e do outro, existia uma insatisfação com a realidade da vida. Dois homens enlaçados pela mesma desgraça, a miséria.

Helena sentou na cama. Era cedo para tomar banho, tombou para trás, abraçou o travesseiro e pensou: "O que será de nós sem papai".

— Lena!

A voz vinha do jardim. Rapidamente, ela arrepanhou a cabeleira, levantou-se da cama e colocou a cabeça na janela.

— Lena, vem brincar com a gente!

Eram Luana e Selena, chamando no pátio, estavam descalças, com o nariz escorrendo e segurando uma bola feita de meia. Helena era cuidadora das irmãs mais novas, enquanto Maria fazia suas faxinas. Ajudava a limpar o pátio, lavar a louça e iniciar a comida, enquanto o pai, deitado na cama, sinalizava ajuda.

— Hoje tenho que ajudar a mamãe com as roupas, mas depois brinco com vocês.

— Luana, suas meias estão caindo, vai ficar com bolhas no pé, coloque o tênis.

Passadas duas horas, Luana correu até a cozinha e disse:

— Estou com fome! Lena.

Maria, do outro lado da cozinha, entregou um prato de caldo ralo de feijão e alguns pedaços de pão seco, e disse:

— Divida com sua irmã.

Maria era a única que trabalhava fora. Fazia faxina na casa das vizinhas e sustentava toda a casa. Antônio já estava na fase final da vida e, com o dinheiro da aposentadoria, mal custeava os remédios.

Maria lembrou-se de sua infância, da cozinha farta, da panela que chiava no fogão de pedra. Sua mãe colocava sal na comida enquanto seu pai cerrava as madeiras para fazer móveis. Mas havia um lado de seu pai que não aprovava. Ele não aceitava que mulher trabalhasse fora. Mulher foi feita para cuidar do lar e dos filhos. A jornada era diária: cuidar de oito filhos e da casa. Ah! Se pudesse, voltar no tempo e fazer melhores escolhas.

Bateu na cabeça, apertou-a. O que havia feito de sua vida? Onde foi que errou? Sentiu vontade de gritar, de anunciar bem alto que tudo estava errado, que estava cansada de trabalhar e sustentar a casa sozinha.

Desfeita as nuvens, o horário de trabalho na casa de Joana já apontava no relógio preto arredondado que ficava em cima da geladeira, ao lado da estátua de um pinguim de porcelana que ganhou de casamento de sua avó. Secou as lágrimas, respirou fundo e tentou disfarçar o mal humor.

— Bom dia, Dona Maria. Hoje a senhora limpa bem por baixo das camas e tira o pó dos livros da biblioteca, porque amanhã minha sogra chegará, e ela é delicada com sujeiras.

— Sim, dona Joana, hoje faço aquela geral que você gosta.

— Senti que você não está nos seus melhores dias. O senhor Antônio piorou?

— Está como sempre, febril, amuado e agora escarrando sangue. Acho que não temos mais o que fazer. Me dói não poder pagar um médico melhor, mas o que mais me perturba é estar sozinha para manter a casa.

— Não se preocupe, Maria, leve o que restou na geladeira do jantar de ontem. O Fabiano não vai almoçar em casa. Pode levar para as crianças.

Maria, de uma hora para outra, sentiu um calor no peito, um gesto de carinho, ao menos naquele dia tristonho.

O PESO DAS PALAVRAS

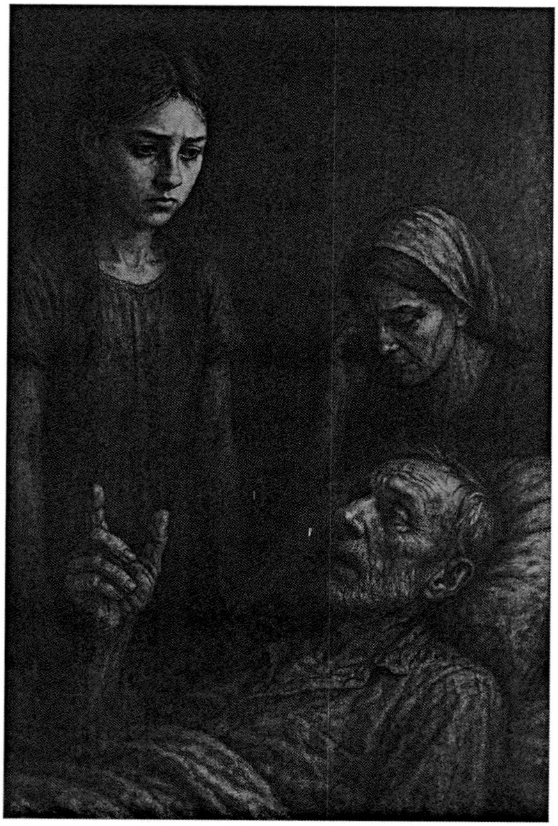

O ronco úmido no peito do pai era o som de fundo da casa. Helena estava catando feijão em um prato de plástico rachado, separando os poucos bons dos carunchados, quando a voz dele rasgou o silêncio pesado. Era uma voz que vinha de muito longe, de um lugar seco e dolorido dentro do que restava dele.

— Heleninha... chega... cá.

Ela ergueu os olhos, os dedos parando entre os grãos duros. O coração deu um salto estranho — não de medo, mas de uma apreensão gelada. Aquele tom... não era de dor física. Era algo pior. Era o tom das decisões que caíam como machado.

Colocou o prato na mesinha amarela ao lado do sofá e se aproximou da cama. O cheiro era sufocante. O pai tentou se apoiar em um cotovelo, mas fraquejou. A mãe se adiantou, colocando uma mão magra nas suas costas para ajudá-lo. O esforço dele para ficar semissentado foi uma luta épica e trágica.

— Filha...

Ele começou a ofegar. Uma tosse seca o interrompeu, sacudindo seu corpo como um trapo. Helena viu os tendões do pescoço saltarem, tensos contra a pele translúcida. Quando conseguiu falar de novo, a voz estava ainda mais rouca, cheia de um líquido sinistro.

— Tu... tu és forte, menina. Boa menina. Trabalhadora.

Helena ficou parada. Elogios assim, vindos dele, eram raros como o sol naquele barraco. Eles não prenunciavam nada de bom. Sentiu os músculos das costas se tensionarem. A mãe de Helena ficou em silêncio e não conseguia encarar os olhos de Helena.

— Os tempos... tão ruins, filha.

Ele olhou para a mãe, que baixou a cabeça, um tremor percorrendo seus lábios finos.

— A fraqueza... me consome. Tua mãe... não dá conta de tudo. E tu... tu precisas de um futuro... melhor que este buraco.

Helena sentiu o chão ceder um pouco debaixo dos pés descalços e sujos. "Futuro". A palavra soou como um insulto naquela boca moribunda.

— Conversei... com o Padre.

O pai fez uma pausa para juntar ar, um assobio agudo saindo do seu peito.

— Há lugar... no convento das Irmãs de Caridade do Sol Nascente, na cidade de Videira, SC, trabalho honesto... teto... comida... estudo.

O silêncio que se seguiu foi tão denso que Helena ouviu o sangue pulsar em seus próprios ouvidos. "Convento".

— E como vou ficar lá sozinha, sem minhas irmãs? Quem vai ajudar a mamãe? Quem vai cuidar de Selena, Luana e Sofia?

— Calma, Helena. Você precisa confiar nessa decisão. É melhor para você, filha.

As perguntas ecoaram na sua mente. Imagens confusas surgiram: paredes brancas, silêncio solene, mulheres de hábito escuro... e trabalho. Muito trabalho. Mas longe dali. Longe da tosse, do cheiro de morte, da fome constante. Uma fagulha minúscula de alívio brotou, seguida imediatamente por uma onda avassaladora de abandono.

Helena sentiu-se só. Não só o vazio do estômago, mas agora o vazio na alma.

— Me... mandam embora? — A voz de Helena saiu mais alta e mais áspera do que ela pretendia. Era uma pergunta de criança, não de uma trabalhadora precoce que ela se tornara.

— Não é mandar embora, Helena!

A mãe interveio, rápida, a voz estrangulada pela emoção.

— É uma... oportunidade! Um lugar bom, com freiras! Vais ajudar nas tarefas, vais aprender... vais ter o que comer todo dia!

O olhar da mãe suplicava compreensão, mas também pedia perdão por uma mentira necessária. "Comida todo dia" era a isca, o único conforto que podiam oferecer.

O pai tentou um aceno fraco de cabeça."

— É... o melhor. Para ti. Para nós. Vais... mandar um trocado... quando puderes.

A última frase saiu num sussurro quase inaudível, carregado de vergonha. O núcleo da verdade: ela era mais útil longe, trabalhando e mandando dinheiro. Um fardo a menos e uma renda a mais.

José já havia saído, a contragosto, e agora ela seguia a mesma linha de esperança dos pais. Longe, porque ali não tinha mais lugar.

Helena olhou para o rosto cavado do pai, para os olhos cheios de uma dor que ia além da física. Olhou para a mãe, curvada sob o peso de uma vida de privações. Sentiu a raiva antiga — a raiva contra a doença, contra a pobreza — ferver dentro dela, misturada a uma tristeza tão profunda que doía nos ossos. Não havia espaço para protestos de criança. Não havia alternativa.

Mas quando?

A pergunta saiu plana, sem emoção. Era a voz da resignação forçada, da aceitação prática. A menina de 14 anos já entendia o léxico da sobrevivência.

— Na... próxima semana.

O pai recostou-se, exausto pelo esforço da conversa. Seus olhos se fecharam.

— As irmãs... virão buscar.

Helena virou-se e voltou para o prato de feijão. As mãos, agora trêmulas, retomaram a tarefa mecânica de catar os grãos. Cada grão carunchado que ela separava parecia um pedaço da sua infância que era descartada.

O ronco no peito do pai preencheu o silêncio novamente. A mãe começou a chorar baixinho, um soluço abafado no avental. Helena não chorou. Apenas engoliu aquele nó de abandono, raiva e uma vaga promessa de comida, e guardou bem fundo. A próxima parada era o convento. O mundo encolhia, e o peso sobre seus ombros de 14 anos aumentava.

No outro dia, Helena acordou cedo, vestiu a mesma roupa de dois dias, porque água era uma raridade naquele lugar e quanto menos sabão usava, mais dinheiro sobrava. Sentiu-se estranha, com dor de cabeça aguda, que pressionava no centro da testa.

Cada dia que passava, Helena ficava mais apreensiva e assustada. Ofereceu-se para trabalhar fora, implorou ao pai para rever sua decisão. Mas nada mudava o seu destino, que já estava traçado. A pouca comida que tinha em casa sustentava o pai e as crianças menores; ela e a mãe deixavam de comer para sobrar mais na mesa.

"Talvez, eles estivessem certos. Talvez, o convento fosse uma grande oportunidade", pensou Helena baixinho.

Maria sentia que Helena estava triste, desanimada. Seu coração estava apertado. Já havia perdido o filho José, seu marido estava acamado, e Helena prestes a seguir para o convento. Dona Joana não tinha mais o que dizer para que Maria não se lamentasse da triste realidade. Sua cor havia desaparecido, seu olhar estava mais fundo que fundo, como um poço.

Ela estava no banheiro, escovando os dentes com um café que mais parecia uma água suja, quando ouviu suas meninas gêmeas chorando.

— Mamãe, a Helena disse que vai embora. Não deixa mamãe. Quem vai cuidar de nós?

Maria não sabia o que dizer, não conseguia encarar as meninas. Segurava o nó na garganta e tentava disfarçar. Pensava em silêncio: será mesmo que essa seria a melhor opção? Por um lado, Helena teria chances de estudar, ter uma boa educação e ainda receber uma quantia mensal. Mas, por outro, a sua ausência seria insubstituível.

Helena voltou da escola cansada e desanimada; os dias estavam passando rápido demais. Seu coração estava em pedaços. Deixar suas manas, o cuidado com o pai e a casa, onde era seu lar, corroía-a por dentro, mas a decisão já estava tomada e nada faria seu pai mudar de ideia.

OS PORTÕES ALTOS E AS PANELAS DE FERRO

O carro velho que trouxe Helena parou diante dos grandes portões de ferro do convento. O mês de outubro de 1975 tinha recém iniciado. Helena saltou para o chão de paralelepípedos, desajeitada, sentindo a solidez da pedra sob sua fina sapatilha toda desgastada. Helena pensou: "O ar aqui era diferente". Não cheirava a terra molhada, doença ou feijão. Cheirava a cera de chão, sabão forte e uma vaga nota de incenso mofado — um cheiro limpo, mas vazio, sem vida.

A Irmã Matilde surgiu silenciosamente como uma sombra de dentro do portal. Não sorriu. Seus olhos escuros percorreram Helena da cabeça aos pés, demorando-se nas roupas pobres, nos pés sujos, no embrulho insignificante. Helena sentiu um calor subir pelo seu pescoço. Aquele olhar não era de caridade; era de avaliação prática, como quem examina uma enxada nova.

— Helena? — A voz da freira era plana, sem inflexão, como um golpe de sineta.

— Sim, senhora! — respondeu Helena, engolindo seco. Fez uma mesura desajeitada, como sua mãe ensinara.

— Matilde. Irmã Matilde. — A correção foi rápida, cortante.

— Venha, vamos entrar. Traga sua bagagem.

Helena seguiu a figura através do pátio interno, calçado com pedras grandes e irregulares. O silêncio era opressivo. Por trás de uma janela gradeada, ela viu rostos pálidos de outras meninas observando-a, rápidos como peixes num aquário escuro, antes de desaparecerem. Nenhum sorriso, nenhum aceno. Apenas olhares curiosos e assustados.

Entraram no prédio principal. O corredor era alto, escuro, iluminado apenas por velas tremeluzentes em nichos ao lado de santos de expressões sofredoras. O frio da pedra parecia subir pelas pernas de Helena. Seguiram por corredores laterais, descendo uma escada estreita de pedra que cheirava a umidade e repolho cozido. O som de panelas batendo vinha de baixo.

A cozinha era uma caverna de pedra baixa e quente, iluminada por uma janela alta gradeada e pelo fogo tremulante de um fogão enorme de ferro. Mas foi o que estava ao lado do fogão que fez o coração de Helena parar.

As panelas de ferro. Caçarolas de ferro fundido enormes. Helena não entendia o porquê das panelas gigantes.

Eram três. Monstros de ferro escuro, mais altas que ela. Cada uma era larga o suficiente para que Helena pudesse quase se deitar dentro. Estavam empilhadas num canto, uma dentro da outra, como armaduras medievais abandonadas.

A sujeira incrustada nas bordas, os restos de alimentos, o fundo negro e engordurado, os cabos grossos e frios... Elas exalavam peso, trabalho interminável, suor.

Nossa, qual era a necessidade daquelas grandes panelas? Pensava Helena em silêncio. Será que há muitas crianças que se alimentam nesse convento? Olhou para cima e fez uma análise interna. Ao menos aqui não se passará fome, pensou com um leve sorriso no rosto.

Irmã Matilde parou diante das grandes panelas. Tocou uma com a ponta do sapato rígido, fazendo um som metálico baixo que ecoou na cozinha vazia.

— Esta será tua principal obrigação, Helena. — Disse a freira, sem olhar para ela, fixando as panelas como se fossem altares.

— Depois das orações da madrugada, antes do desjejum das Irmãs, vens aqui e enches esta maior. Elas sempre precisam estar limpas para que, no outro dia, as cozinheiras possam fazer o almoço. São mais de 40 pessoas para almoçar todos os dias.

Apontou para o monstro mais externo.

— Não esqueça de lavar com água do poço. Aqueces a lenha no forno. Lavas. Esfregas. Enxaguas. Secas. Todas as panelas, tachos e caldeirões usados no dia anterior. Antes do primeiro sino das Laudes, tudo deve estar impecável, guardado e no seu lugar.

— Isso é só o começo. Depois que você aprender a cozinhar, ajudará na preparação dos alimentos.

As Laudes eram a oração que marca o início do dia e faz parte da Liturgia das Horas. Além disso, é uma forma da Igreja Católica estar ainda mais em unidade, pois é rezada de modo igual em todos os países, assim como a Liturgia Diária.

Helena olhou para as caçarolas grandes, depois para suas próprias mãos. As mãos que seguraram o pai moribundo, que catavam feijão carunchado, que eram pequenas. Como ergueriam aquelas gigantes panelas? Como as lavariam sem escorregar para dentro? O peso físico das panelas parecia esmagar a promessa vaga de "comida e estudo". Aqui não haveria estudo. Só água, sabão, ferro frio e fogo.

— Mas... Irmã... — a voz de Helena saiu como um sussurro rouco. — São... muito grandes. Eu...

— Força e obediência, menina. Você acha que iria receber comida e pouso de graça?

Irmã Matilde cortou-a, virando-se finalmente para encará-la. Seus olhos pequenos eram duas pedras negras.

— As Irmãs rezam e servem a Deus. Tu servirás às Irmãs. O trabalho é a tua oração. A limpeza é a tua pureza.

Ela apontou para um balde de ferro enferrujado e uma escova de cerdas duras, quase sem pelos, jogados no chão ao lado das talhas.

— Esses são teus instrumentos. Guarda o teu fardo. Irmã Bernarda te mostrará o dormitório e o horário em que deves despertar. Nenhuma preguiça. Nenhuma queixa. És uma privilegiada por estar aqui. E não te esqueças de arrumar tua casa e colocar tuas roupas no roupeiro ao lado da cômoda.

Irmã Matilde saiu, o hábito arrastando-se silenciosamente na pedra úmida, deixando Helena sozinha na semiescuridão da cozinha quente e malcheirosa.

Helena aproximou-se lentamente da maior panela que tinha ao lado esquerdo do fogão industrial. Tocou o ferro frio com a ponta dos dedos. A superfície áspera e gordurosa pareceu queimar. Olhou para dentro do fundo escuro. Viu seu próprio rosto, pálido e distorcido, refletido na água parada e suja que restava no fundo. Pareceu um poço sem fundo.

O peso daquela visão — as panelas gigantes, o balde enferrujado, a escova inútil — desceu sobre seus ombros com uma força física. Mais pesado que o pai doente. Mais sufocante que a fome. Era o peso da exploração disfarçada de salvação. A promessa do pai, "comida todo dia", transformava-se em um mantra amargo na sua boca. O convento não era refúgio. Era outra cela. E as grades eram feitas de ferro escuro e água fria.

O BATISMO DE ÁGUA FRIA E FERRO

Um toque seco e insistente na madeira do beliche acordou Helena como um choque. Não havia suavidade, apenas urgência. A vela de Irmã Bernarda iluminava seu rosto por baixo, criando sombras grotescas.

— Levanta. Laudes em meia hora. As panelas antes. A voz era um sussurro áspero que não admitia discussão.

Helena, ao fundo, começou a ouvir vozes abafadas, dizendo: "Vinde ó Deus, em meu auxílio, socorrei-me sem demora", seguido do "Glória ao Pai, ao Filho e ao Espírito Santo, como era no princípio, agora e sempre, amém".

Helena engatinhou para fora da cama de madeira dura, com os ossos rangendo de frio e cansaço. Era um local gelado e enorme. O dormitório, cheio de outras meninas como fantasmas silenciosos se movendo no escuro, cheirava a medo e suor velho. Seguiu a chama trêmula pelos corredores gelados, com o coração batendo no ritmo acelerado do pavor. O eco dos passos descalços era o único som.

Sua colega de quarto, Natália, disse baixinho:

— Nunca reclame perto da irmã Matilde, não negue o prato de sopa rala e aceite os pedaços de pão com mel e farinha.

Helena tentou se aproximar, quando ouviu de longe um assobio, pedindo para não fazer barulho.

Na cozinha, a escuridão era quase total. Irmã Bernarda colocou a vela num nicho alto, longe do alcance, lançando uma luz insuficiente que apenas acentuava as sombras monstruosas das panelas de ferro e das grandes bacias de alumínio.

Cada menina recebeu uma função. Enquanto uma fazia o fogo, outras varriam o chão, outras começavam a preparar o café da manhã das freiras, e Helena sabia, pelo olhar, que as panelas grandes estavam lhe esperando.

— Pega a água, Helena. Do poço no pátio interno. O balde. — Apontou para o balde de ferro enferrujado ao lado da panela maior. — Enche. Depois, acende a fornalha. Sabão na pedra. Escova no chão.

Irmã Bernarda virou-se e desapareceu no corredor, levando a térmica de chá de hortelã e o pote com amarra-maridos.

Helena ficou na cozinha diante do gigante de ferro escuro. O silêncio era uma pressão nos tímpanos. Olhou para o balde. Era grande, pesado, com a borda irregular e ferrugem escamando. Pegou-o. O metal gelado queimou suas mãos finas. Tentou erguê-lo com as duas mãos. Mal saiu do chão. O peso era absurdo. Como carregaria isso cheio?

Mas não havia escolha. O "sino" era uma ameaça vaga e terrível. Agarrou o cabo com força, arrastando o balde pelo chão de pedra, fazendo um ruído de unhas num quadro-negro que ecoou na cozinha vazia. O pátio interno estava banhado por uma luz de lua fria. O poço era profundo, negro. O balde de extração, amarrado a uma corda áspera, era ainda maior que o seu. O esforço de puxar água, corda a corda, com as mãos já dormentes de frio, foi uma tortura. Cada metro de corda queimava suas palmas. A água que respingava congelava na sua pele. Quando o balde do poço finalmente surgiu, cheio até a borda, parecia concreto líquido.

Helena chamou sua colega para ajudar a pegar o balde de água, e as duas arrastaram o grande recipiente, mal mexendo do lugar.

Despejar a água pesada e gelada do balde do poço para o seu balde de trabalho foi um novo martírio. Espirrou, molhando seus pés e pernas, aumentando o frio. Levantar seu balde agora cheio foi impossível. Teve que arrastá-lo, centímetro a centímetro, derramando água preciosa, voltando para a cozinha.

Cada arrasto era um suplício nos braços, nas costas, na alma. Quando finalmente chegou ao pé da panela maior, o balde estava apenas meio cheio. Foram cinco viagens. Cinco jornadas de Sísifo na madrugada gelada. Cinco vezes o peso, o frio, a escuridão. Suas mãos estavam vermelhas, dormentes, com arranhões das ferrugens e da corda áspera.

Agora, o desafio: despejar a água na caçarola maior. A borda da talha chegava quase ao seu peito. Ela tentou levantar o balde. Os músculos queimavam, tremiam. O balde balançou perigosamente, derramando mais água. Com um grito rouco de esforço, um som animal que ela não sabia que tinha dentro de si, conseguiu inclinar o balde sobre a borda.

A água gelada caiu com um baque surdo no fundo de ferro da panela gigante. Não encheu nem um quarto. Helena olhou para o vazio imenso da panela, depois para o balde, depois para suas mãos destruídas. Sentiu uma vontade incontrolável de chorar, de gritar, de fugir dali naquele instante. Mas o sino... o sino imaginário de Irmã Matilde ecoava na sua cabeça.

Sua colega de quarto disse:

— Helena, vamos terminar essa panela, senão você ficará de castigo.

A rotina continuava, mecânica, agonizante. Acender a fornalha com lenha pesada e úmida, que fumegava mais do que queimava. Encher a panela até um nível mínimo após mais viagens intermináveis. Esperar a água esquentar (o que parecia levar séculos), encostada na pedra fria, com os olhos fechados de exaustão, as mãos latejando.

Finalmente, a água morna (nunca quente o suficiente). Era hora de esfregar. A escova de cerdas duras e gastas era uma arma. A escova era maior que suas mãos.

Helena mergulhou os braços até os ombros na água morna e gordurosa do panelão. O cheiro de ranço subiu, fazendo-a engasgar. Pegou a escova, mergulhou-a no sabão em pedra áspero, e começou a esfregar as paredes internas da caçarola. Cada movimento exigia que ela se pendurasse na borda, empurrando o corpo para dentro, esfregando com toda a força dos seus braços já exaustos.

As cerdas duras arranhavam o ferro e suas mãos. A gordura antiga não saía. Parecia cimentada. Ela suava dentro da água fria, ofegante, com os músculos das costas e ombros gritando em protesto. Helena cochichou para sua colega ao lado:

— Quanto tempo será que essas panelas estão aqui?

Sua colega de quarto respondeu:

— Era trabalho de Alice, uma menina que havia quebrado o braço e foi mandada embora. Na verdade, ela quebrou propositalmente, pois não aguentava mais limpar essas panelas.

— Nossa, eu imagino, pois estou aqui um dia e não aguento mais.

— Houve um dia, Helena, que Alice pegou no sono dentro da panela.

— Isso não é serviço para uma menina, magra como eu.

Num movimento mais forte, os pés descalços escorregaram na pedra molhada. Helena caiu de joelhos, com força, batendo o queixo na borda dura da panela. A dor foi um clarão branco. A água suja respingou em seu rosto, em seu camisolão. Sentiu o gosto metálico do sangue nos lábios, onde mordeu a língua. Ficou ali, de joelhos na água fria que se espalhava pelo chão, segurando a borda da panela, com a respiração presa, os olhos cheios de lágrimas de raiva, dor e humilhação.

A caçarola gigante a encarava, impassível, vitoriosa. Ela não era uma ajudante. Era um animal de carga, pequeno e frágil, usado até quebrar.

Lá fora, o primeiro sino das Laudes badalou, claro e frio, cortando a madrugada. Era o sino do fracasso. A panela estava apenas parcialmente limpa, a água suja no chão, seu queixo sangrava, suas mãos eram um mapa de dor.

Helena levantou-se devagar, o corpo uma única chaga. Enxugou o sangue com a manga do camisolão, agora sujo de água gordurosa e sangue. Olhou para as mãos: vermelhas, inchadas, com bolhas nascentes, arranhões, pele esfolada. Eram as mãos de uma lavadeira de 50 anos, e não de uma menina de 14 anos, faminta e com sede de amor.

Irmã Bernarda entrou silenciosamente, avaliando a cena: a panela pela metade, a água no chão, Helena desgrenhada, ensanguentada e trêmula. Não perguntou sobre o sangue. Não ofereceu ajuda.

De forma ríspida e arrogante, com o nariz empinado, disse:

— Lenta, desleixada, ninguém te ensinou a lavar panelas? — murmurou…

O rosto impassível à luz bruxuleante da vela. Não fez nenhuma referência ao sangue que escorria, nem tentou informar que na gaveta ao lado do armário havia os primeiros socorros, somente falou alto:

— Limpa essa sujeira do chão. Depois vem para as Laudes. Amanhã, acorda mais cedo, para dar conta de limpar tudo.

Helena pegou um trapo velho e começou a enxugar a água suja e o sangue do chão de pedra. Cada esfregada era uma punhalada. O sino ainda ecoava na sua cabeça, misturado ao ronco doente do pai e à promessa mentirosa de "comida todo dia".

A semente da fuga, pequena, dura e amarga como uma pedra, plantou-se fundo no seu coração. Lavar panelas não era oração. Era condenação. E ela não aguentaria muitas madrugadas daquela sentença.

Após limpar o chão e finalizar as panelas, foi para o seu quarto e lá chorou. Não sabia o que mais doía, se eram suas mãos, seu lábio cortado, seu coração de saudade de casa ou o estômago que roncava de fome.

O MOINHO DE CARNE E ALMA DE HELENA

As madrugadas no convento não se seguiam; eram um único, longo e gelado pesadelo, recortado pelo badalar implacável dos sinos.

A rotina de Helena transformou-se num ciclo de dor, fome e humilhação, moendo sua infância já frágil, distanciando-a de seus sonhos e projetos de vida. Os fios que teciam seu dia a dia eram pontos-chave para demarcar sua jornada diária.

O toque: nunca um chamado. Sempre um golpe seco na madeira do beliche, às 5h da manhã, na escuridão absoluta, nem os galos haviam cantado e a irmã já estava acordando as meninas para trabalhar.

Às vezes era Irmã Bernarda, outras uma menina mais velha designada, com olhos tão mortos quanto os dela.

As meninas do convento de Madalena eram controladas pela Igreja e surgiram no século XVIII, funcionando em várias localidades do Brasil, bem como na Europa, América do Norte e Austrália.

O convento era destinado a "mulheres e meninas perdidas", que poderiam encontrar na disciplina religiosa do local "redenção para seus pecados". O nome é inspirado na história bíblica de Maria Madalena, uma mulher que passa por um milagre e se arrepende da vida que levava, tornando-se uma seguidora de Jesus.

O perfil das meninas e mulheres incluía mães ou grávidas solteiras, órfãs, vítimas de abusos familiares, deficientes físicos e mentais, idosas, mulheres que cometeram alguma infração criminal ou que tinham um comportamento considerado inadequado por suas famílias, ou ainda meninas e mulheres em situação de rua, que não tinham alternativa para onde ir.

Passados dois meses enclausurada naquele lugar, Helena não havia recebido nenhum trocado, não tinha acesso às aulas de história, geografia e português. Ela estudava apenas duas horas por dia de matemática, filosofia e religião, sendo que a maior parte do tempo era obrigada a rezar a cada intervalo de 10 minutos, com 15 Ave-Marias, 15 Pai-Nossos e 15 Creios.

Helena não sabia rezar o Creio. Foi obrigada a decorar, senão ficaria de castigo.

A vida monástica foi marcada pela pequena mesquinhez do dia a dia em confinamento, pela hipocrisia, pelo sigilo e pelo acúmulo de preocupações triviais, longe da vida espiritual que ela tanto ansiava quando entrou na instituição.

O camisolão de tecido cru não aquecia. O chão de pedra queimava os pés descalços de frio. Respirar era engolir navalhas geladas. O caminho para a cozinha era uma procissão de fantasmas trêmulos.

As mãos refletiam a dor. Foram o primeiro mapa da destruição. As bolhas do segundo mês de trabalho árduo rebentaram, virando feridas abertas e purulentas.

A água gelada do poço era como água salgada na carne viva. A corda áspera arrancava cascas. O sabão em pedra e as ferrugens do balde infectavam. Em pouco tempo, suas mãos pareciam carne moída, envoltas em trapos sujos que ela usava como meias e luvas, que grudavam nas feridas durante a noite. Lavar-se era um novo suplício.

As viagens ao poço não ficaram mais fáceis. Cada dia, doía mais, e não havia para quem reclamar. "Se ao menos pudesse avisar seu pai da situação em que estava", pensava Helena. Sem contato. Sem telefone. Helena estava sozinha e abandonada.

Seus braços, sempre doloridos, protestavam cada vez mais. A água que derramava no caminho significava mais viagens para cumprir a tarefa diária.

A gordura antiga, incrustada nas panelas de todos os dias, parecia rir da escova gasta e das suas forças minguantes. O tombo na primeira semana na borda da panela deixou uma marca roxa permanente no queixo, que lhe fazia lembrar todos os dias que ali não era o seu lugar.

A Irmã Bernarda ou outra Irmã apareciam como sombras, murmurando: "Mais rápido, Helena". "Mais esmero". "Isso ainda está engordurado". "O sino está próximo". Nunca um "bom trabalho". Nunca um olhar para as mãos ensanguentadas.

Após a batalha parcial com as panelas toda manhã, ela corria para a capela gelada. Ajoelhava-se no chão duro, o corpo uma fornalha de dor. As palavras latinas das orações rolavam sobre ela como pedras, sem significado.

Olhava para os santos de expressão sofredora e sentia raiva, não devoção. Onde estava a caridade? Onde estava o amor ao próximo? Onde estava seu "estudo"? Era apenas mais uma tarefa silenciosa e vazia.

O desjejum era uma decepção diária. A promessa de "comida todo dia" revelava-se uma ração escassa e insípida. Uma mistura de aveia aguada, um pedaço de pão duro como pedra, às vezes uma xícara de chá fraco.

Helena compartilhava o refeitório com as outras meninas, mas o clima era de competição silenciosa por migalhas. Trocar olhares de cumplicidade era raro; o medo das Irmãs era maior. A fome física, mitigada apenas parcialmente, juntava-se à fome de dignidade e de afeto.

Ninguém falava nada, nem um ruído, mas todas sentiam a mesma dor, a mesma angústia e medo.

Após o desjejum, não havia descanso. As grandes panelas eram apenas o monstro principal. Havia pisos de pedra para esfregar (de joelhos, com escovas que arranhavam os trapos das mãos), roupas pesadas das Irmãs para lavar à mão em tanques gelados, legumes intermináveis para descascar, jardins para limpar. Cada tarefa era uma extensão da tortura matinal, usando o mesmo corpo já destroçado.

O "estudo" prometido revelou-se uma piada amarga. Meia hora, duas vezes por semana, de catecismo ditado por Irmã Matilde, com voz monótona. Nada de ler, nada de escrever, nada de números. Apenas a memorização forçada de preceitos que soavam como acusações.

O jantar era uma repetição magra do desjejum. O cansaço era tão profundo que comer era um esforço.

No dormitório gelado, as meninas deitavam-se em silêncio, quebradas. Não havia conversas, brincadeiras ou confidências. O medo de falar alto e ser punida era palpável. O choro abafado no travesseiro era comum, mas rápido — chorar gastava energias preciosas. Helena deitava-se, o corpo uma constelação de dores (costas, ombros, mãos, joelhos), a mente um turbilhão de saudade da casa miserável, de raiva contra os pais, contra as Irmãs, contra o mundo, e de um desejo crescente, feroz, de fugir.

O sono era um desmaio breve, interrompido pelo terror antecipado do golpe seco no beliche que a arrastaria de volta às tarefas diárias.

As mãos tornaram-se seu testemunho mais visível. As feridas não fechavam, supuravam, doíam dia e noite. Pegar o pão duro era uma agonia. Mergulhá-las na água era um grito silencioso. Elas eram a prova física, incontestável, da exploração.

A comida era insuficiente. A promessa era uma mentira descarada. A fraqueza constante minava sua já debilitada força.

Era véspera de Natal e a saudade de casa bateu. Naquela semana, estava sendo preparado um grande banquete para o encontro das Irmãs Madalena, que viriam de várias regiões. Bolos, tortas e bolachas foram confeccionados, limpar todos os quartos, tirar o pó dos livros, lavar as roupas de cama, cozinhar feijões e limpar o pátio. Tarefas essas desgastantes que levaram Helena a traçar uma fuga.

Helena, ao acordar, tentou conversar com sua colega de quarto Alice e demonstrar que ali não era o lugar delas, que teriam que fugir o mais breve possível.

Alice era órfã de pai e mãe e não tinha para onde ir. Apenas um tio que morava no interior de Marajá do Sena, no Maranhão, e assim, Alice não teria como fugir, porque chegaria somente até o outro lado da rua, sem dinheiro, sem uma família. Ali era a sua família e não tinha opção de vida.

Alice, fala baixo no pé do ouvido de Helena:

— Te aconselho a não fazer isso, Helena, é perigoso e como você irá voltar para casa, sem dinheiro e sem saber o trajeto?

Helena, já desiludida da vida que levava, sentiu o coração bater mais forte e falou:

— Aqui não é o meu lugar; pior que isso aqui não existe outro igual. Isso é um inferno, uma escravidão e não um convento.

A humilhação de ser chamada de "lenta", "desleixada", "ingrata" (quando uma ferida a impedia), ver o desprezo no olhar das irmãs, ser tratada como um objeto, não como uma jovem menina. A ausência total de bondade ou compaixão fez nascer uma grande repulsa pelo convento, e não tinha um só minuto do dia que Helena não pensasse em como fazer para fugir daquele lugar.

O convento não era melhor que sua casa miserável. Era pior. Lá havia doença e fome, mas também havia (ou havia tido) laços familiares, por mais frágeis. Aqui só havia ferro, pedra, regras e desprezo.

A saudade, mesmo da casa pobre, do pai doente, da mãe sobrecarregada, das irmãs, era sua miséria. Aqui, a miséria era alheia e imposta.

A GOTA D'ÁGUA

Um dia após as festas de final de ano, após mais uma madrugada de luta contra as panelas, com as mãos particularmente inflamadas e sangrando através dos trapos, Helena deixou cair acidentalmente um pote de barro vazio. Ele se espatifou no chão da copa. Irmã Matilde apareceu como um corvo zangado.

— Desastrada! Estúpida! Olha o que fizeste!

Gritou, algo raro, mostrando uma raiva genuína pelo objeto quebrado.

— Esse pote sai do teu mísero trocado! E, como castigo: sem jantar hoje. E lava a louça de novo amanhã com água fria. Para aprenderes a cuidar dos objetos alheios.

— Você não teve educação em casa, menina; deve ter aprontado muitas para o teu pai te mandar aqui.

Naquele momento, olhando para suas mãos destruídas, ouvindo a sentença de fome e do castigo reforçado, sentindo o "trocado" que ainda nem ganhara ser roubado por um pote insignificante, algo dentro de Helena estalou.

— A raiva, contida por semanas, explodiu num calor que anulou a dor. Não era mais uma semente. Era uma árvore inteira de revolta, alta e firme. O medo da fuga foi engolido por um desespero maior: o medo de morrer ali, lentamente, lavando panelas para sempre.

Naquela noite, no dormitório gelado, ouvindo a respiração ofegante das outras meninas, Helena não chorou. Planejou. Observou as rotinas. Sabia que o portão dos fundos, perto da horta, ficava apenas encostado por volta das 5h da manhã, quando o leiteiro vinha e Irmã Bernarda estava distraída recebendo as latas. Era sua chance. Sua única chance.

Helena começou a organizar a estratégia de fuga em seus pensamentos. Iria sozinha, não iria contar para ninguém, muito menos para sua colega de quarto.

Passadas duas semanas de preparação para o dia decisivo de sua vida, Helena se preparou. Limpou todas as panelas no dia anterior, cumpriu todas as tarefas, recebeu um mísero trocado pela semana sem problemas e definitivamente decidiu pela fuga.

Não levava quase nada — apenas o pão duro que conseguiu esconder na manga na noite anterior. As mãos doíam, o corpo tremia de exaustão e medo, mas o desejo de liberdade, de fugir daquele moinho de carne e alma, era mais forte que tudo.

A FUGA

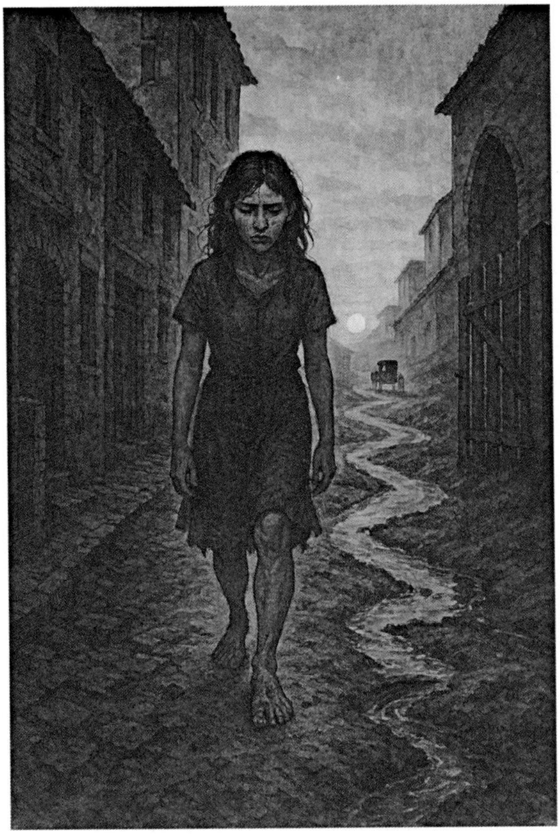

A madrugada do escape chegou como uma cúmplice. Helena já estava acordada, cada nervo um fio esticado ao limite, muito antes do golpe seco habitual no beliche.

O dormitório era um túmulo de respirações roucas e pesadas. As meninas dormiam os últimos 30 minutos antes da badalada.

Helena deslizou da cama, os pés descalços encontrando o chão de pedra — o frio era um velho conhecido, mas hoje tinha um gosto diferente. Gosto de medo. Gosto de liberdade. Gosto de final.

Vestiu silenciosamente as roupas remendadas por cima do camisolão, o pão duro e roído escondido na manga já era uma âncora mínima de esperança. As mãos, envoltas em trapos sujos e endurecidos de sangue seco, latejavam com uma dor surda e constante. Cada movimento dos dedos era uma facada, mas a adrenalina começava a amortecer a agonia.

Lembrava-se de um lampejo do pai na cama, das irmãs gêmeas, do olhar da mãe e da miséria que vivia. Seria melhor passar fome com a família.

Depois de seis meses no convento, tinha absoluta certeza de que ali não existia nenhum futuro.

Deslizou como uma sombra pelos corredores que conhecia demasiadamente bem. A luz cinzenta da pré-manhã, filtrada pelas janelas altas, era suficiente para guiá-la, pintando sombras longas e grotescas nas paredes de pedra. Cada som a fazia congelar: o ranger de uma porta ao longe, o farfalhar de um rato, o próprio eco dos seus passos cautelosos parecia gritos de traição. O coração batia tão forte que ela temia que as Irmãs a ouvissem do outro lado do convento.

Foi ao banheiro, lavou as mãos, escovou os dentes e fez seu último xixi, controlando a micção para não fazer barulho.

Chegou à porta que dava para o pátio dos fundos, perto das hortas. Era uma porta pesada de carvalho, com ferrolhos enormes. Mas o portão externo, de ferro... era o alvo.

Helena encostou-se à parede úmida, espreitando pela fresta da porta entreaberta. O ar frio e úmido da manhã entrou, levando consigo o cheiro de terra molhada e... liberdade.

Lá estava. O portão de ferro, alto e negro como as panelas que a torturavam. E estava apenas encostado. O leiteiro, um homem corcunda com uma carroça rangente, conversava baixo com Irmã Bernarda perto da cozinha de serviço, a uns 15 passos adiante. A freira estava de costas, recebendo as latas de leite.

Era agora. O único agora. Fez o sinal da cruz e uma ligeira oração do Pai Nosso, entre os lábios, e lançou-se na jornada.

Helena engoliu o nó de medo que subia pela garganta. Sentiu o sabor do pão velho na boca, lembrança da fome e da promessa quebrada. Sentiu a dor lancinante nas mãos, lembrança da exploração infantil. A raiva, fria e aguda, cortou o pânico. Empurrou a porta dos fundos, que rangeu levemente. Ela congelou, os olhos arregalados fixos nas costas de Irmã Bernarda. A freira não se virou. O leiteiro continuava a descarregar, cumprindo sua tarefa diária.

Correu. Correu tanto que sentiu os pés flutuarem. Não foi uma corrida graciosa. Foi uma fuga desesperada, cambaleante, com os pés batendo nas pedras irregulares do pátio, cada passo uma facada nos joelhos já arruinados por horas ajoelhada. O ar frio arranhava seus pulmões. O coração parecia querer saltar pela boca. Focou apenas no vão escuro entre o portão e o marco. A liberdade era uma fenda estreita.

Chegou ao portão. Suas mãos, terríveis, inúteis para lavar panelas, agarraram a borda fria do ferro com uma força que não sabia ter. Puxou. O portão rangeu, um som estridente que rasgou o silêncio da madrugada como um grito.

— Hey! — A voz rouca do leiteiro ecoou atrás dela.

— Pare! Menina! Pare! — O grito agudo e furioso de Irmã Bernarda cortou o ar como um chicote.

Helena não olhou para trás. Jogou-se pelo vão, o corpo magro passando como um raio pela abertura. O portão de ferro bateu atrás dela com um baque metálico final. Estava fora. Estava na rua estreita e vazia, banhada pela luz cinzenta e gelada do amanhecer.

O pânico a impulsionou. Correu. Correu sem direção, guiada apenas pelo instinto cego de se afastar daquele lugar de pedra e sofrimento. Virou a primeira esquina, depois outra, perdendo-se num labirinto de ruas desconhecidas, sujas, cheias de sombras ameaçadoras.

Os gritos de Irmã Bernarda se perderam à distância, engolidos pela cidade que despertava. Mas o eco deles ainda martelava nos seus ouvidos, misturado ao ranger do portão e ao som da sua própria respiração ofegante.

Finalmente, quando os pulmões pareciam explodir e as pernas cederem, ela se encostou numa parede úmida e descascada de um prédio baixo, numa viela escura. Dobrou-se, as mãos nos joelhos, tremendo como uma vara verde no vendaval. Não era só o esforço. Era o choque. A adrenalina que recuava, deixando um rastro de fraqueza e terror. Olhou para trás, os olhos esbugalhados, esperando a todo momento ver o hábito negro de Irmã Matilde surgir na esquina.

Ninguém veio.

Aos poucos, o som da cidade começou a chegar: o primeiro bonde rangendo ao longe, um grito de jornaleiro, o choro de um bebê numa janela alta. Eram sons de vida. De um mundo vasto e assustador, mas que não tinha panelas gigantes. O alívio que sentiu foi tão intenso que quase a derrubou. Quase. Mas uma nova onda de medo tomou seu lugar. Onde estava? Para onde ir? A casa... a casa ficava a horas de distância, em outro mundo.

Helena sabia que o convento era na cidade próxima de sua casa. Helena morava no interior. Uma viagem de 1 hora de carro. Estrada de pedra e poeira. Tinha estudado na escola sobre as irmãs Madalena, porém, lá, não foi ensinado o que acontecia dentro do convento. Uma história velada por anos.

Olhou para suas mãos. Os trapos haviam se soltado um pouco durante a fuga, revelando a carne crua e inflamada. Eram sua marca. Sua história. Ela as escondeu novamente, com movimentos doloridos. Puxou o pão duro da manga. Partiu um pedaço minúsculo com os dentes, mastigando devagar, sentindo a migalha seca arranhar sua garganta. Era pouco. Era tudo.

Agora, o que mais pensava era em rever sua família. Não tinha telefone, não sabia como fazer para voltar. Se chamasse a polícia, poderiam levá-la de volta ao convento, ao abrigo, à adoção, e Helena só queria ver seu pai novamente. Como será que ele estaria? A saudade fez morada em seu coração.

Levantou-se, encostando-se na parede fria. O sol começava a rasgar as nuvens baixas, lançando uma luz pálida e sem calor sobre as fachadas sujas. Ela não sabia o caminho para casa. Sabia apenas que não podia parar. A cidade grande e desconhecida se abria diante dela, um monstro diferente, mas que não a trancafiaria para lavar panelas até a morte.

Helena morava no interior, conhecia apenas o transporte da escola e, se pedisse carona de volta para casa ao motorista que conhecia, com toda certeza receberia um castigo por ter fugido.

Começou a andar. Pensativa no início, mas, com o caminhar, lembrava de relance a estrada de terra batida. Com o instinto mais profundo, virou os pés doloridos na direção onde o sol nascia. Leste. Na sua vaga lembrança, a casa ficava a leste. Caminharia. Pediria direções. Comeria grama, se precisasse. Mas nunca, nunca mais voltaria para trás daquele portão negro.

A fuga foi consumada. A sobrevivência, agora, era uma nova batalha. Helena, a menina de mãos destruídas e de fome antiga, mergulhava sozinha no rio turbulento da cidade grande, levando apenas sua dor, sua coragem e uma fagulha teimosa de esperança.

O Labirinto

As ruas da cidade eram um emaranhado de becos, avenidas largas e vielas fétidas. Helena caminhava, sem rumo claro, guiada apenas pelo sol nascente e um vago instinto de "leste".

Cada esquina era uma decisão tomada ao sabor do pânico e da esperança. O barulho da cidade — bondes, carroças, gritos — era um rugido constante que a atordoava.

Pessoas passavam por ela — homens de chapéu, mulheres com cestos, crianças mais bem vestidas, cachorros, adolescentes cheios de vida.

Alguns ignoravam a figura magricela e esfarrapada. Outros lançavam olhares curiosos, desconfiados ou até de desprezo. Na realidade, ela não era notada, porque estava sem o seu brilho.

Um guarda municipal a observou por muito tempo, fazendo seu sangue gelar. Ela desviou rapidamente para um beco escuro, escondendo-se contra a parede até ele passar.

O último pedaço de pão duro escondido era seu único tesouro. Helena aguardava o instante exato para comer seu único alimento.

Ela o dividia mentalmente em migalhas invisíveis, comendo um fragmento minúsculo a cada hora, quando a fraqueza ameaçava derrubá-la. O gosto era de cinzas e concreto, mas era vida, sentia o ar de liberdade e não a opressão do convento.

Após horas de caminhada errante, tropeçando de cansaço, Helena viu um carroção carregado de sacos de café seguindo por uma rua mais larga que apontava para fora da cidade.

O carroção passou por um posto de pedágio rústico, e além dele, o asfalto ao longe dava lugar à terra batida. Era a estrada que a levaria de volta para sua casa.

O caminho para casa era incerto; Helena, poucas vezes, com seu pai, passou por aquele lugar. Ela sentia que não estava longe, pois na escola havia estudado sobre o Convento. Um fio de alívio misturou-se ao medo maior do desconhecido aberto.

Fora dos limites da cidade, a paisagem se abriu: campos, matas baixas, cercas de arame farpado. A solidão era esmagadora. O silêncio, quebrado apenas pelo canto de pássaros desconhecidos ou o zumbido de insetos, era mais assustador que o barulho da cidade. Cada som inesperado a fazia saltar.

Helena pegou a rua do interior que dava acesso à Linha Sorriso, que de alegria só tinha o nome. Os pés já estavam cheios de bolhas, o calçado apertado cortava a pele como gilete, mas a vontade de chegar em casa era como anestesia.

Uma carroça passou por ela, o condutor, um velho de chapéu de palha, cuspiu no chão perto de seus pés descalços e seguiu. Helena deu um grito e pediu carona.

— Sr., pode me dar uma carona até ali adiante?

— Quem é você, menina? Onde você mora?

— Eu moro ali na frente, só estou cansada. Poderia me ajudar?

Helena subiu na carroça e, durante o trajeto, buscava encontrar uma desculpa para se livrar o mais rapidamente possível daquele homem. Foi quando avistou uma casa ao fundo, rosada, com uma grande árvore na lateral. Disse de forma segura:

— Pode me deixar aqui, já estou próxima da minha casa.

— O senhor, desconhecido, baixou o chapéu, deu uma pitada forte em seu paieiro, parou a carroça, nada falou e seguiu seu caminho.

Helena desceu, agradeceu a carona, arrumou os cabelos, disfarçou o olhar e começou a caminhar lentamente para que a carroça se distanciasse de sua visão, para não parecer que aquela casa não era seu lar.

Mais tarde, um grupo de homens a cavalo, rindo alto e cheirando a cachaça, reduziu a velocidade ao vê-la. Os olhares que lançaram não eram de desprezo, eram de caça. Helena saiu da estrada e se enfiou num capinzal alto, ficando imóvel, o coração batendo na garganta, até que o tropel passasse e o riso se perdesse ao longe. O perigo tinha um rosto, e era masculino.

As solas, já calejadas pela vida pobre, rapidamente se transformaram num mapa de sofrimento. Pedras afiadas, cacos de vidro, espinhos, a terra quente do sol da tarde — cada passo era uma agonia. Bolhas enormes surgiram, rebentaram, viraram feridas abertas que coletavam poeira e pequenas pedras. Ela andava mancando, arrastando os pés, cada movimento um gemido silencioso.

Durante horas, caminhou com o barulho dos pássaros, e ninguém passou para acolhê-la ou chamar a polícia.

As feridas sob os trapos sujos latejavam. O suor, a poeira e o esforço de se equilibrar nas pedras provocavam uma dor aguda, constante, uma lembrança física do convento que ela carregava consigo.

Lavá-las num riacho foi um breve alívio, seguido de ardência insuportável.

O pão acabou já no início da tarde. A fome voltou, uma velha conhecida, mas agora mais agressiva. Ela comia frutinhas desconhecidas que caíam das árvores (rezando para não serem venenosas), mastigava folhas verdes amargas que a faziam sentir náuseas, bebia água dos riachos, ignorando o gosto amargo.

Num momento de desespero, com os pés sangrando e a sede queimando, Helena encontrou um pequeno riacho de água límpida correndo sob a sombra de árvores. Foi um milagre. Bebeu até sentir a barriga doer. Lavou o rosto, os braços e os pés em agonia. A água fria foi um bálsamo.

Chorou ali, sozinha, soluçando baixinho, lavando um pouco da sujeira e do medo. A noite já avançava, e Helena deitou-se próxima a uma árvore alta que tinha um barraco sujo ao lado, com frestas grandes que denunciavam uma estrebaria abandonada. Dormiu e sonhou com seu pai, correndo de pego-pego pela casa.

No segundo dia, quase desmaiando de fraqueza, após 30 minutos de caminhada, Helena viu um casebre humilde à beira da estrada. Uma velha, encurvada, regava pés de couve em um pequeno quintal. O olhar de Helena, cheio de fome e desespero, deve ter tocado algo nela. A velha não sorriu, não falou. Apenas entrou e voltou com um pedaço de mandioca cozida, ainda morna, e um copo de água. Deu a Helena com um gesto seco, e disse:

— Vai, menina. Segue teu caminho.

Helena agradeceu, nem tinha voz para pedir informações e não queria ser descoberta, pelo medo de ser levada novamente para o convento. Foi pouco, mas naquele momento, parecia um banquete. Foi humanidade.

Uma chuva fina e constante iniciou após o horário do almoço. Frio, desconforto, mas também alívio para os pés em carne viva e para a pele queimada pelo sol. Ela caminhou sob a chuva, deixando-a lavar suas lágrimas silenciosas e quase sem esperanças.

Quando o sol se punha, o verdadeiro terror começava. A escuridão na estrada era total, viva, cheia de sons ameaçadores — grilos estridentes, o farfalhar de animais na mata, o vento uivando em fios de telégrafo, o latido distante de cães. Cada sombra se transformava em um perseguidor.

— Será que ninguém vai me dar um pouso? Questionava-se Helena em silêncio.

Ela procurava qualquer refúgio: o vão sob uma ponte velha (úmido e cheio de aranhas), um galpão abandonado (com medo de ser descoberta), um feixe de feno em um campo (onde dormiu por duas horas antes de ser acordada por ratos). O frio a fazia tremer, o medo a impedia de dormir profundamente.

Quando o cansaço a vencia, ela caía em um sono agitado. Sonhava com as panelas gigantes perseguindo-a pela estrada, com Irmã Matilde surgindo das sombras, com os homens a cavalo rindo. Acordava sobressaltada, com o coração disparado, mergulhada na escuridão hostil.

As horas do segundo dia se fundiam numa névoa de dor, fome, medo e passos intermináveis. As paisagens mudavam lentamente: campos davam lugar a pequenas serras, depois a vales mais férteis. Ela reconheceu um rio maior, um tipo de árvore que lembrava o da sua região. A esperança, frágil, começava a florescer. Mas a casa ainda era uma miragem distante.

Seu corpo, magro e maltratado, revelava uma resistência surpreendente, herdada de gerações de pessoas sofridas. Mulheres que sofreram, foram maltratadas, perseguidas, abusadas, e mesmo assim tinham nos olhos o amor e o trabalho. Mulheres que não perdiam a esperança.

Cada passo era uma vitória. Cada hora que passava sem ser capturada pelas irmãs do convento, sem adoecer gravemente, sem ser atacada, era um milagre. A vontade de sobreviver, de voltar, de não deixar que o convento a tivesse quebrado, era seu combustível.

No final do segundo dia, as casas começaram a parecer mais familiares – mais pobres, de taipa ou madeira, cercadas por pequenas roças, denunciando o pequeno vilarejo do Sorriso. O cheiro no ar mudou – menos poeira de cidade, mais terra, esterco, lenha queimada. Um cheiro que lembrava casa, mesmo na miséria.

O coração de Helena acelerou, uma nova força entrou em suas pernas doloridas. Ela reconheceu uma curva na estrada, uma capelinha branca caindo aos pedaços no alto de uma colina – um marco que ficava a uma hora de caminhada de sua casa!

Os últimos quilômetros foram os mais difíceis. A ansiedade era uma gaiola de ferro em volta do seu peito. O que encontraria? O pai ainda vivo? A mãe? Como estariam as irmãs? Estariam zangadas por ela ter fugido do convento? O convento a procurara? A casa ainda existia? Será que teria um prato de comida?

As mãos latejavam, os pés eram duas chagas abertas, mas ela quase corria, mancando, ofegante, empurrada por uma força maior que a dor. Passou pela casa do vizinho, o Seu Zé, que olhou para ela espantado, sem reconhecer a fantasma magricela e esfarrapada que passava. Ela não parou.

Finalmente, virou a curva do caminho de terra batida, e lá estava. A casa da família, mais decrépita do que ela lembrava, com o telhado de zinco mais torto e a porta de madeira desencaixada. O pátio estava cheio de folhas, mas era a casa da família, o lar onde nasceu. A chaminé não fumegava, e um silêncio estranho pairava sobre o lugar.

Helena parou a poucos metros da porta, com a respiração presa e o corpo tremendo como uma folha. Como seria a recepção de sua família?

As lágrimas, contidas por dias de sofrimento e coragem, finalmente jorraram, silenciosas e quentes, lavando a poeira do rosto. Levantou uma das mãos, envolta em trapos imundos, cheia de feridas e história, e bateu na madeira áspera da porta.

A menina que saiu de casa com 14 anos e retornou um ano após, aproximando-se dos 15 anos, carregava amargura, dor e sofrimento.

O ar que saiu dos pulmões de Helena quando a porta se abriu não foi um suspiro de alívio, mas um grito silencioso de despedida. A mulher que estava do outro lado não era a mãe curvada pela luta diária que ela lembrava. Era uma estranha com o rosto da mãe, mas esvaziada por dentro, como uma casa abandonada.

A mãe parou na soleira, com as mãos ainda úmidas de lavar roupa, pingando água suja no chão de terra. Não houve abraço, nem grito de surpresa ou alegria. Não houve o tão sonhado reencontro.

Apenas um olhar vago, distante, que percorreu a figura fantasmagórica da filha — os trapos nas mãos, os pés ensanguentados e cobertos de lama, o rosto sujo e marcado por uma fome profunda, as roupas que pareciam farrapos pendurados num varal de ossos.

— Helena? — A voz saiu plana, sem inflexão, como se pronunciasse o nome de uma vizinha qualquer.

Helena tentou falar, mas a garganta fechou. Seus olhos, no entanto, percorreram rapidamente o único cômodo. A cama estreita no canto estava arrumada, vazia, sem o vulto do pai, sem o ronco úmido, sem o cheiro de remédio caseiro e morte próxima. O ar estava limpo, embora pobre, mas livre de doença. Um silêncio diferente pairava — um silêncio de ausência definitiva.

— Pai...? — A palavra saiu como um sussurro roubado pelo vento.

A mãe virou-se, entrando no barraco. Helena seguiu, arrastando os pés, com a trouxinha minúscula (o camisolão do convento enrolado) apertada contra o peito. A mãe foi até o fogareiro de barro, mexendo uma panela pequena, muito pequena, com um caldo ralo que mal cheirava a comida.

— Morreu.

A palavra caiu como uma pedra na água parada do barraco.

— Três luas depois que te levaram.

A mãe não olhou para ela. Concentrou-se em mexer o caldo.

— O 'caroço do mal' venceu. Foi rápido, no fim. Não tinha como te avisar, e depois, você não suportaria a dor de ficar no convento sem ter seu pai presente.

Helena ficou parada no centro do cômodo. A notícia não foi um golpe; foi um afundamento lento, como se o chão de terra batida engolisse seus pés.

Um ano. Um ano lavando panelas, sofrendo a dor das mãos, recebendo controle e passando fome, fugindo, caminhando em agonia... e ele já estava enterrado. Agora toda esperança de Helena se dissolvia. Nem ao menos um abraço de aniversário. Partira sem ela. Morreu achando que ela o havia abandonado no convento, seu adeus, sem ter tido uns últimos momentos ao lado de quem amava.

O remorso misturou-se à raiva – raiva dos pais que a enviaram, raiva das freiras que eram desumanas, raiva da doença que levou seu pai, raiva de si mesma por não ter conseguido fugir antes.

Maria, a contragosto, falou baixinho:

— Chamou por ti... nos últimos dias.

A mãe acrescentou, a voz ainda monótona, mas com um tremor quase imperceptível:

— Dizia teu nome... 'Heleninha... Heleninha...'.

Ela parou de mexer o caldo.

— Foi o único momento em que uma emoção verdadeira — uma dor antiga e guardada atravessou sua máscara de resignação. Mas durou um instante. Depois... se foi. Foi um alívio.

Helena moveu-se, dolorosamente, em direção ao fogareiro. As mãos, mesmo envoltas em trapos, tentaram pegar a colher de pau. Um gesto antigo, automático. O gesto da filha que ajuda, que sustenta. Doía suas pequenas mãos, quem sabe recebendo um olhar da sua mãe, um abraço de saudades, um "sinto muito", ou talvez um afago pela perda do pai, mas não. Nada vinha daquela mãe que agora se fechava para o mundo. Corroía por dentro, pela dor da perda e pela escassez de amor que guardava no peito.

Helena tinha apenas 15 anos e já sentia a dor dos calos da vida. Sabia do sofrimento que a mãe estava passando, mas não entendia. Aquela que deveria ser o calor nas noites frias, o abraço nos dias difíceis, a palavra amiga nas horas de tristeza, somente sabia se afastar, porque dentro dela também existia uma falta. Uma falta de amor, de aconchego e segurança.

Maria foi abandonada pela mãe aos 4 anos de idade. Foi largada na Igreja São Sebastião, na pequena travessa entre a rua principal e a rua das Flores. Ela foi acolhida pelas irmãs Nossa Senhora das Dores e viveu no orfanato até seus 18 anos. Lá aprendeu a tricotar, costurar e a servir à comunidade. Ela e seus três irmãos foram adotados por famílias distantes. Maria nunca mais ouviu falar de sua mãe nem do paradeiro de seus irmãos. Seu pai foi preso quando ela tinha 10 anos e também nunca mais teve notícias dele.

— Cadê a Selena, a Luana e a Sofia? — perguntou Helena.

— Selena e Luana estão na escola — disse a mãe de Helena.

— Sofia está ali dentro brincando.

A mãe interceptou seu movimento com um olhar rápido e gelado. Não foi um empurrão, mas uma barreira erguida, que anunciou que

Helena não era bem-vinda naquela casa, porque, afinal, era mais uma boca para comer. A mesma escassez de quando saiu de casa. A mesma dor da miséria que a perseguia todos os dias.

— Deixa! — disse a mãe de forma seca. — Já está quase.

A mãe dispensou a ajuda da filha e, através de um pequeno empurrão, indicou que ali só tinha comida para três.

Helena recuou, com os dedos feridos formando pontas sob os panos. O abismo entre elas era físico, palpável. Não havia espaço para ela ali, nem como filha, nem como ajudante.

A comida mal dava para as irmãs, e ali ela seria um estorvo.

O lugar que ocupava — na cama ao lado do pai, junto ao fogão, na luta diária — estava preenchido por uma solidão organizada, por uma pobreza menor, mas administrável por uma só pessoa.

O silêncio pesou, cortado apenas pelo borbulhar fraco do caldo.

Helena olhou para a cama vazia, para a panela pequena, para as costas curvadas da mãe, que a rejeitava com seu silêncio e sua frieza.

— Por que me mandaram? — perguntou Helena, baixa, mas carregada de dor, fome e de panelas gigantes.

— Para o convento? — resmungou a mãe.

— Era tão ruim assim ter-me aqui? — falou Helena, em um tom de piedade.

A mãe virou-se lentamente. Seus olhos, cansados e sem brilho, encontraram os de Helena. Não havia culpa neles. Havia uma verdade brutal, cínica e pragmática da pobreza extrema.

— Eras mais uma boca. Você sempre foi a mais forte. Eu sei o quanto você é forte, Helena. Já passei por toda a dor que te consome. Tenho raiva de não poder fazer nada, de não poder ajudar e ser diferente. Me vejo em você.

A mãe de Helena fez uma pausa, escolhendo palavras tão duras quanto a realidade.

— E, afinal, as irmãs… prometeram comida, estudo, cuidado. Seu pai achou melhor você partir do que vê-la passar fome. Foi por amor, Helena.

O último tom foi carregado de um cinismo amargo que Helena nunca ouvira nela.

— E ainda, mandariam… um trocado.

Ela desviou o olhar, fixando o fogo baixo.

— Mas, no final, nunca mandaste. Nem notícias. Do que adiantou termos esperança na tua ajuda, se você nunca lembrou de nós? Se os dias foram muito difíceis para mim. Aqui estava eu, sozinha, cuidando do seu pai e das meninas, sem ter alguém para ajudar.

Helena engoliu seco. A promessa de "trocado", que ela nem sabia que existia, foi o motivo da raiva da mãe. Helena era vítima, nem ela recebia comida. A família foi iludida na troca por pão seco.

A exploração era dupla: o convento sugando seu trabalho, os pais esperando migalhas que ela nunca pôde enviar. E a mãe, em sua dor e pobreza, culpava-a por não ter cumprido sua parte no pacto perverso.

— Por que você fugiu?

A mãe murmurou, quase para si mesma, mas Helena ouviu.

— Foste fraca ou te castigaram muito?

Não era uma pergunta de preocupação. Era um cálculo. Teriam problemas com as Irmãs por você ter fugido? Valeu a pena mandá-la.

— E se as irmãs voltarem para te buscar? O que vou falar, Helena?

Helena olhou para a trouxinha minúscula em suas mãos. Olhou para a cama vazia do pai. Olhou para as costas da mãe, já voltadas para ela, concentrada no caldo que era só para as irmãs menores.

Não havia lar ali. Não havia abrigo. Não havia perdão. Havia apenas outra cela, menor e mais vazia que o convento, mas uma cela de sangue. Agora entendia por que José saiu de casa cedo.

— Vou embora. As palavras saíram sozinhas, planas como a voz da mãe minutos antes.

Aquela mulher, curvada pela dor, nem se virou. Apenas fez um leve aceno com a cabeça, como quem dispensa um vendedor incômodo.

— Faz o que quiseres. Já não mandei buscar.

A frase final cravou-se como um prego no caixão da infância de Helena. Ela não fora resgatada porque não era mais desejada. Sua fuga, sua jornada heroica de dor, seu retorno, nada disso importava para quem a enviara. Ela era um capítulo fechado. Um fardo do qual se livraram.

Helena virou-se. Seguiu em frente e não olhou para trás.

De volta à estrada

Os pés ensanguentados carregaram-na para fora do barraco pela última vez. A porta não se fechou atrás dela; ficou entreaberta, como um suspiro de alívio da mulher amargurada pela dor que sentia.

Ela parou na estrada de terra, diante da curva que levava ao mundo. O sol da tarde batia quente em seu rosto sujo. Não chorou. As lágrimas tinham secado na fonte, queimadas pela raiva e pela compreensão terrível.

As mãos latejavam, os pés gritavam, mas a dor maior estava dentro do peito: um vazio gelado onde antes morava a ideia de "casa".

Ajustou a trouxinha no ombro. Olhou para o leste, depois para o oeste. Não havia mais um "leste" chamado lar. Restava apenas o caminho adiante. O caminho da sobrevivência, pura, dura e solitária.

Começou a andar. Sem destino específico, mas afastando-se para sempre da casa materna, que agora era apenas a casa dos pais. Um lugar onde ela morrera, simbolicamente, um ano antes, quando o portão do convento se fechara atrás dela.

Após duas horas de caminhada, rumo à cidade mais próxima, a imagem da professora da terceira série surgiu na estrada como uma miragem de salvação. Dona Alzira. Helena lembrava dela: ela cheirava a talco e caneta-tinteiro, usava vestidos claros, tinha um sorriso que parecia sempre um pouco distante, como se estivesse calculando algo.

Encontrou-a em um dia nebuloso, quando Helena, agora uma fantasma de 15 anos com pés ensanguentados e olhos velhos, tentava se abrigar sob uma marquise empoeirada na rua direita após a Prefeitura.

— Helena? Minha Nossa Senhora! É você, menina?

A voz de Dona Alzira era melodiosa, cheia de uma preocupação que soava genuína naquele momento de desamparo. Seus olhos percorreram a figura esfarrapada, as mãos ainda envoltas em trapos imundos (as feridas do convento nunca sararam direito), os pés descalços e calejados. O olhar dela não era de nojo, mas de oportunidade.

— Que horror! O que fizeram contigo, pobrezinha?

Helena, faminta, exausta, e com o vazio da casa paterna ainda fresco na alma, engoliu a desconfiança.

— Meu pai morreu, e minha mãe foi junto.

— Puxa vida, Helena, eu sinto muito. A Senhora Leonora comentou a desgraça do seu pai. Foi cedo. Uma doença muito cruel. Mas, você não havia ido para o convento?

— Sim, e eu fugi.

A voz saiu rouca, quase inaudível.

— Oh, meu Deus! Essas freiras... sempre explorando, já ouvi notícias horríveis daquele lugar. Por que seus pais deixaram você ir?

— Na falta de qualquer trocado, é um tesouro.

Dona Alzira fez um sinal da cruz rápido, teatral.

— Não pode ficar aqui, criança. Vem comigo. Preciso justamente de uma ajudinha em casa. Trabalho leve, claro! Em troca, teto, comida... e um trocadinho para tu te virares, que tal? Vamos conversar com tua mãe?

O sorriso agora era amplo, revelando dentes pequenos e muito brancos. A palavra "trocadinho" ecoou na mente de Helena como um sino de alarme, lembrando a mãe e o convento. Mas o cheiro de chuva e desespero era mais forte. Ela acenou com a cabeça, um movimento minúsculo de rendição.

A armadilha açucarada.

A casa de Dona Alzira era um contraste brutal com o barraco dos pais e o convento de pedra. Era uma casinha limpa, pintada de branco, com cortinas de renda nas janelas, cheiro de mobília encerada e de doces. Bolos, compotas, balas de coco. O cheiro era uma tortura constante.

A promessa feita pela professora não saía da cabeça de Helena.

Já no início da tarde, começou seu trabalho. Trabalho "leve" significava: esfregar todos os pisos de joelhos (e eram muitos cômodos), lavar todas as janelas (altas, com vidros pesados), passar roupa (com ferro a carvão pesado e perigoso), cozinhar (mas nunca provar o que cozinhava), lavar a louça (montanhas após os chás da professora com as amigas), e cuidar do quintal minúsculo, mas exigente. Tudo antes e depois das aulas de Dona Alzira.

O teto prometido era um colchão fino no chão do quartinho da lavanderia, frio no inverno, abafado no verão, com cheiro de sabão e mofo.

Comida era o calvário diário. Helena comia separada, na cozinha, depois que Dona Alzira terminava. As sobras. E não eram sobras generosas. Era um prato raso de arroz, talvez com um fiozinho de feijão ralo. Um pedaço de frango minúsculo e seco às vezes. Nunca o suficiente. Mas, o necessário para poder começar uma nova vida.

A fome voltou a ser sua companheira constante, ironicamente amplificada pelo cheiro permanente de açúcar que impregnava a casa.

Dona Alzira adorava doces. Comprava balas finas, bolos recheados, compotas em potes de vidro bonitos. Helena via tudo aquilo, limpava a mesa onde eram consumidos, lavava os pratinhos com migalhas de bolo, e sua barriga roncava de fome, porque não era autorizada a comer.

O prometido "trocadinho" era, literalmente, isso: migalhas. Dona Alzira não pagava. Dava, de vez em quando, com ar de esmola grandiosa, algumas moedas miúdas — o suficiente para comprar um pacote pequeno e barato de bolachas de água e sal na venda do Seu Chico.

— Aqui, Helena. Para tu comprares tuas "coisinhas", dizia, estendendo as moedas como quem dá um osso a um cachorro.

— Mas não gaste com bobagem, hein?

As bolachas de água e sal tornaram-se o símbolo máximo da sua servidão e da sua fome controlada. Eram duras, insossas, mas eram dela. Compradas com suas migalhas. Era o único controle que tinha sobre algo em sua vida. Ela as comia escondida no quartinho da lavanderia, mastigando lentamente, contando cada uma, sentindo a secura arranhar sua garganta, mas também sentindo uma vitória minúscula sobre a fome imposta.

Era pouco, mas era seu ato de rebeldia silenciosa.

A FOME QUE CALA

Helena aprendeu o silêncio da fome. O ronco do estômago era um segredo de estado. Nunca reclamava. Nunca pedia mais. Nunca olhava com cobiça para os doces da professora — aprendera rápido que um olhar assim rendia uma reprimenda seca:

— Menina, não fique olhando para o que não é seu! Modos!

A garganta fechada tornou-se um sintoma físico. Era a fome apertada, o desejo reprimido, a raiva engolida junto com as bolachas secas. Falava cada vez menos. Sua voz, quando usada, era um sussurro rouco. Somente recebia ordens o dia inteiro, mas, em contrapartida, tinha um teto para ficar e, naquelas alturas, era o melhor que tinha.

Dona Alzira justificava a ração mínima com uma hipocrisia afiada:

— Menina magrinha como você não pode comer muito, faz mal! Olha só, estou te cuidando! E nunca esqueça: comida boa custa caro, Helena. Tenho que me virar com o meu salário de professora, sabe?

Enquanto isso, os pacotes de bala fina e os bolos de confeitaria não faltavam para ela e suas amigas.

O trabalho era pesado, a comida insuficiente. Helena, já magra, definhava. Suas roupas (presentes velhos de Dona Alzira, sempre largas e feias) penduravam nela. As olheiras eram fundas. As mãos, já marcadas, ficaram ainda mais ásperas. Sua juventude estava sendo sugada, substituída por uma figura esquelética e silenciosa que assustava as crianças da rua.

No período matutino, Helena ia à escola, cursava a primeira série do ensino médio e já contava com 15 anos. Os professores a ajudavam, sabiam da tragédia familiar e do descaso da mãe, que a abandonou.

Além disso, ainda restavam quatro irmãos naquela família. Um já tinha saído de casa, devido aos maus-tratos do pai, enquanto ele estivesse vivo. Helena foi mandada para o convento e teve a desgraça de ser abandonada à própria sorte. As gêmeas mais novas deveriam ser a esperança da mãe, que as utilizava como moeda de troca.

Um dia, Dona Alzira recebeu visitas importantes: a diretora da escola e a esposa do prefeito. Mandou Helena fazer um bolo especial — um bolo de chocolate, recheado, com cobertura. Helena obedeceu; o cheiro do chocolate e do açúcar era uma agonia. Enquanto as mulheres riam e tomavam chá na sala, ela ficou na cozinha, lavando as panelas usadas, com o ronco do seu estômago ecoando no silêncio.

Quando as visitas foram embora, Dona Alzira entrou na cozinha. O bolo estava na mesa, metade consumido, a outra metade intacta, gloriosa, úmida, cheirando a tentação. Helena, de costas, esfregava uma panela, e a fome tinha se tornado uma dor física.

— Helena, vem cá.

Helena virou-se. Dona Alzira apontou para o bolo.

— Pode limpar a mesa. Embale o resto desse bolo que vou levar amanhã para os professores. Eu já comi demais, não aguento mais de doçura hoje.

Fez uma careta de nojinho, teatral. E ainda recomendou para Helena:

— Tire primeiro aquela fatia quebrada ali no canto do prato. Pode ficar com ela, como recompensa pelo trabalho extra.

Helena olhou para a fatia quebrada – era um pedaço minúsculo, de uns dois dedos, que tinha desmanchado um pouco na borda. Olhou para o resto do bolo, uma montanha de chocolate e chantilly que sobrava. Olhou para o rosto sorridente e satisfeito de Dona Alzira. A raiva que subiu foi tão intensa, tão pura, que, por um segundo, a fome desapareceu. Sentiu as mãos formigarem, não de fraqueza, mas de vontade de estrangular aquela mulher.

Mas a garganta fechou. O silêncio da fome engoliu o grito. Ela baixou os olhos.

— Sim, dona Alzira.

Pegou o prato enorme com o bolo quase inteiro. O peso era irônico. Embalou com papel filme e colocou dentro da geladeira. Olhou para aquela abundância desperdiçada. Olhou para o pedacinho miserável que tinha direito. Pela primeira vez, não comeu a bolacha de água e sal que tinha guardada. O nojo — por Dona Alzira, pelo bolo, pela situação, por si mesma — era maior que a fome naquele momento.

As bolachas de água e sal no bolso do avental velho pareciam pesar mais que o bolo inteiro. Era o símbolo de sua resistência, mas também de sua prisão. Dona Alzira não batia, não gritava. Mas, por outro lado, matava com gentileza e açúcar. E era infinitamente pior: a dor da rejeição, do descaso.

Helena começou a bolar um plano. Permanecer naquele lugar também não era o ideal. Helena tinha muita força e um olhar para o futuro. Ainda era uma menina jovem que estava desabrochando para o futuro. Não sabia ao certo o que fazer, para onde ir, mas tinha uma certeza: ser tratada com dignidade e respeito era o seu objetivo.

Por que teria tanto azar na vida? Era uma pergunta que Helena começou a fazer a si mesma. Desde cedo, ajudava em casa, era uma boa menina, respeitava o pai e cuidava das irmãs. Por que seus pais a mandaram para o convento? Tão nova, insegura, tão fragilizada?

O FIO QUE SE ROMPE

Helena não fugiu naquela noite. Mas a semente da fuga, regada a humilhação doce e fome crônica, brotou com força total. As bolachas de água e sal seriam seu único salário, sua única provisão para a próxima jornada. Ela começou a juntar as moedas míseras com um novo propósito: não comprar bolachas. Comprar liberdade. Um pedaço de pão para a estrada. Uma passagem de ônibus? Talvez. Qualquer coisa que a tirasse daquela casa cheirosa e faminta ao mesmo tempo. Mas, como iria fazer para pegar um ônibus? Ainda era menor de idade e não tinha nenhuma referência paterna.

Dona Alzira, a professora que não ensinou letras, mas ensinou a Helena a lição mais amarga: a exploração pode vestir robes de renda e cheirar a baunilha. E a fome, quando imposta por mãos "educadas", cala mais fundo que qualquer grito.

A fuga da casa de Dona Alzira foi silenciosa como um suspiro preso. Ao amanhecer, depois de guardar dinheiro por dois meses, com as últimas moedas das bolachas de água e sal, comprou um bilhete de ônibus barato para a cidade mais próxima, onde morava sua tia Berenice, que talvez pudesse ajudá-la.

No dia do embarque, ela se aninhou perto de uma família e passou despercebida pelo cobrador de ônibus, que, desorientado com as sacolas vultuosas de um casal de argentinos, passou silenciosamente e sentou-se em um banco ao lado de outra criança.

Helena deixou para trás a casa que cheirava a doces e fome. Sentada no banco duro do ônibus, olhando a paisagem cinzenta passar pela janela suja, ela sentia apenas um cansaço ósseo e o vazio de quem não tem para onde correr.

Pela janela do ônibus, Helena viu as paisagens passarem rapidamente. Viu pessoas com diferentes jeitos. Observou famílias inteiras viajando juntas, bem como pessoas sozinhas. Adultos, idosos, crianças, todos tinham um destino e um sonho, mas ela Helena não sabia para onde ir, só tinha um lugar que era o seu futuro.

Ao desembarcar do ônibus, as pessoas começaram a se afastar, cada uma tomando seu rumo, quando uma voz suave, carregada de uma doçura genuína que ela não conhecia, quebrou o seu isolamento:

— Minha filha, você está tão pálida... quer um pedacinho de pão caseiro? Onde estão teus pais?

Uma senhora idosa, de cabelos brancos como neve e olhos azuis claros cheios de preocupação, sentada ao lado de um senhor de semblante sereno, estendia um embrulho de pano com um pão de queijo ainda morno.

Helena hesitou, a desconfiança um reflexo entranhado. Mas a fome falou mais alto. Aceitou com um aceno tímido. O pão, macio, derreteu-se na sua boca. Foi o primeiro alimento dado com bondade que ela provava em anos.

— Obrigada, sussurrou, a voz rouca pelo desuso e pela emoção.

A senhora sorriu, um sorriso que chegava aos olhos.

— Eu sou Dona Isaura. Este é meu marido, Seu Geraldo. Estamos indo para casa, moramos no interior, Linha Vargem Bonita. E você, querida? Para onde vai?

Helena encolheu os ombros, olhando para as mãos no colo – ainda marcadas, mas menos cruas agora.

— Não sei. Só... indo.

Dona Isaura e Seu Geraldo trocaram um olhar. Havia uma tristeza profunda neles, mas também uma preocupação.

— Querida... Dona Isaura começou, baixinho, como se compartilhasse um segredo.

— Como assim? Você está perdida? Você fugiu de casa?

Helena, com medo da situação, pois não tinha para onde ir, falou:

— Meu pai morreu e minha mãe me abandonou, eu não sei onde estou.

— Nossa, mas vamos chamar a polícia. Ela irá encontrar a sua família.

— Dona Isaura, levanta-se e faz um sinal para o guarda.

— Não, por favor! — exclamou Helena de forma tensa, já se afastando.

Eu não posso voltar para casa, lá não tem comida para mim. Eu decidi procurar emprego e me virar.

— Olha, Helena, sei que às vezes as coisas não são como queremos, mas quando temos uma família, tudo pode ser mais fácil.

Dona Isaura, entendendo um pouco mais a situação, deixou de chamar o guarda e sentou-se ao lado de Helena. O Sr. Geraldo olhava desconfiado e aflito, pois não sabia o que fazer diante da história que Helena contava.

Isaura começou a falar da sua história para gerar confiança em Helena.

— Nossa situação... não é fácil. Nosso filho, o Marcos... ele mora conosco. Está com o 'mal das sombras', sabe? Esquece as coisas. Esquece a gente, às vezes. Fica confuso, bravo... é difícil. — Sua voz engasgou. — Precisamos de ajuda. Alguém jovem, paciente, de bom coração. Para nos ajudar a cuidar dele, da casa... em troca, teria um quartinho seu, comida na mesa, um lar.

Ela fez uma pausa, olhando para os olhos cansados de Helena.

— E... se quiseres, podes voltar a estudar. A escola do povoado é simples, mas a professora é boa. Podemos ligar para tua mãe ou pedir autorização ao Conselho Tutelar, e você vai morar conosco.

As palavras "lar", "comida", "estudar" ecoaram na cabeça vazia de Helena como sinos de uma igreja distante. Parecia bom demais para ser verdade. Outra armadilha? Mas os olhos de Dona Isaura eram diferentes dos de Dona Alzira. Não calculavam. Suplicavam. E o pão... o pão tinha sido real.

— Posso... tentar?

A pergunta saiu como um fio de esperança. Mas, eu não tenho pai; ele faleceu no ano passado, e minha mãe não se importa comigo. Ela tem mais irmãos, e naquela casa eu não tenho lugar.

O casal foi até a cidade, fez contato com o Conselho Tutelar e, no mesmo dia, recebeu autorização da mãe para receber em sua casa a menina Helena, que, como uma fagulha de esperança, depositava naquele casal seu futuro.

Oásis em Vargem Bonita

A casa de Dona Isaura e Seu Geraldo era simples, aconchegante, cercada por um pequeno jardim descuidado. E lá estava Marcos, um homem ainda forte fisicamente, mas com um olhar que vagava, perdido, como um barco à deriva. Às vezes, ele reconhecia os pais com um sorriso infantil. Outras, encarava Helena com desconfiança ou medo, gritando palavras sem sentido.

O quarto de Helena não era luxuoso, mas era só dela. Limpo, com uma cama de verdade, um cobertor quente e uma janela para o jardim. Era mais do que um teto; era um porto seguro, que até então nem nos sonhos existia.

A comida era simples, mas farta, saborosa, compartilhada à mesa. Pela primeira vez em anos, Helena comeu até se sentir satisfeita. O sabor do feijão, do arroz, de um pedaço de frango cozido com carinho por Dona Isaura, era uma celebração diária. A garganta fechada começou a se abrir.

Dona Isaura tratava Helena como a neta que nunca tivera. Um afago no cabelo, um "bom dia, querida", um elogio sincero ao seu trabalho. Seu Geraldo, mais quieto, mostrava seu carinho com pequenos gestos: consertando seu sapato, trazendo um livro simples da vila. Corrigindo suas tarefas, porque tinha um bom jeito para cálculos matemáticos. Era um afeto calmo, constante, que preenchia o vazio deixado por anos de rejeição. Até Marcos, em seus momentos de lucidez, podia ser surpreendentemente gentil, oferecendo uma flor que arrancava do jardim com mãos trêmulas.

O trabalho com Marcos era duro, emocionalmente desgastante. Havia dias em que Marcos gritava, se recusava a comer, tentava fugir, não reconhecia ninguém. Helena aprendeu a ter paciência infinita. A falar com voz suave. A redirecionar sua atenção. A lidar com a agressividade sem revidar. A ajudá-lo a comer, a se locomover preservando sua dignidade.

Cuidar de Marcos não era um fardo, era uma troca. Ela lhe dava segurança e cuidado; ele, sem saber, lhe dava um propósito e uma lição profunda sobre o amor incondicional, mesmo quando o destinatário não lembra.

A pequena escola rural foi o renascimento. A professora Celina viu a fome de aprender em Helena e a acolheu com paciência. Helena estava atrasada nos estudos, tinha dificuldades, mas sua determinação era férrea. Estudava à noite, à luz de um candeeiro, depois de ajudar Dona Isaura a colocar Marcos para dormir. Cada letra aprendida, cada conta acertada, era uma vitória contra o passado que tentara apagá-la. Dona Isaura vibrava com cada progresso, como uma avó orgulhosa.

A comida boa e o trabalho menos brutal, apesar do desgaste emocional, fizeram-na ganhar peso, perder a palidez cadavérica. Um brilho saudável voltou aos seus olhos.

As mãos, cheias de feridas antigas pelo trabalho com as panelas gigantes, finalmente cicatrizaram, deixando marcas, mas sem dor. As novas marcas eram de terra do jardim que ela ajudava a cuidar, de tinta do lápis e do peso dos livros.

Em cada noite, ao colocar a cabeça no travesseiro, Helena lembrava de suas irmãs gêmeas. Das risadas, das brincadeiras, daquelas mãozinhas pequeninas ajudando a limpar a casa e a recolher objetos. Sentia os olhos marejarem ao pensar nelas e sonhava um dia reencontrá-las bem.

Helena aos poucos voltou a falar, a se expressar, a falar dos seus sentimentos e sonhos. Primeiro hesitante, depois com mais firmeza. Contava histórias para Marcos (que às vezes ouvia, absorto), conversava com Dona Isaura sobre a horta, fazia perguntas na escola. A garganta já não fechava tanto.

A paz ainda não era completa — a sombra da pobreza e do passado ainda estava lá, e a dor de Marcos era palpável. Mas havia uma estabilidade, um senso de pertencimento, uma dignidade restaurada. Agora, Helena sentia que tinha uma família. Ela não era mais a menina das panelas, nem a serva faminta, nem a filha rejeitada pela mãe. Era Helena, a cuidadora, a estudante, a jovem que fazia parte da casa de Isaura e Geraldo.

Dona Isaura e Seu Geraldo sempre sonharam em ter uma neta. Tiveram um único filho, e Marcos foi sempre a maior de suas preocupações. Helena chegou no momento exato. Estar junto e receber o afeto que nunca teve.

A casa modesta no interior da linha Vargem Bonita foi mais que um abrigo; foi um útero que a acolheu. O amor de Isaura e Geraldo, mesmo tingido pela tristeza de ver o filho definhar, foi o antídoto para anos de veneno. Cuidar de Marcos não foi um trabalho, foi uma lição de humanidade e resiliência. E voltar a estudar foi reivindicar o futuro que lhe haviam roubado.

Os anos se passaram e Helena estava terminando o ensino médio. Era dia de concluir os estudos, e o próximo passo era ingressar na universidade. Mas, naquela vila, o seu sonho de ser professora não teria alcance.

Helena estava no último ano do colegial. Era o orgulho da professora. Fazia seus trabalhos. Comunicava-se muito bem com os colegas. Era prestativa nas atividades da escola. Uma menina de ouro, como dizia a professora Celina. A professora queria que Helena fosse estudar fora, ver outros horizontes.

No dia da formatura, Helena ganhou de presente de Seu Geraldo um vestido de chita, com um buquê. A roupa era mais que um presente; era um laço de amor e afeto que era selado. Helena vinha de uma família muito pobre. Os poucos recursos eram divididos entre os irmãos. O pai ficou doente cedo, e a mãe precisou trabalhar fora para sustentar toda a família.

Dona Isaura e Seu Geraldo sentiam muito a partida de Helena, pois ela representava um reencontro, um aconchego para o coração que sofria tanto.

A vida seguia seu curso, e era hora de partir para novos horizontes, buscar o tão sonhado diploma e exercer a profissão que tinha escolhido.

Um convite inesperado surgiu de uma amiga de Dona Isaura para trabalhar em um restaurante no Rio de Janeiro. Trabalho árduo, cidade grande e distante, mas com bom salário, que poderia ser o meio de pagar a mensalidade da faculdade.

Helena, ao mesmo tempo que sonhava alto, tinha medo do desafio, afinal, nunca havia viajado para tão longe, e o desconhecido enchia seu coração de questionamentos.

A partida de Vargem Bonita foi um rasgar no coração. Marcos, em um raro momento de lucidez, segurou a mão de Helena com força surpreendente e sussurrou:

— Não vá, menina bonita.

Dona Isaura chorou silenciosamente, embalando o filho já perdido novamente nas sombras, enquanto Seu Geraldo, com os olhos úmidos, apertou uma pequena trouxa de roupas e um sanduíche de frango na mão de Helena.

— Escreva, minha filha. Mande notícias. Você sabe onde voltar se precisar; estaremos sempre te esperando.

— E lembre-se: esta casa é sempre seu porto seguro — disse Dona Isaura, a voz embargada.

Em 1980, o Rio de Janeiro enfrentava desafios marcados por desigualdades sociais e transformações políticas. A cidade via o crescimento de favelas e loteamentos irregulares, além de problemas econômicos e políticos. Apesar disso, a década de 80 também foi um período de ebulição cultural e movimentos sociais que buscavam a redemocratização do país.

Naquela época, as fábricas de automóveis e as rodovias foram se ampliando, e ocorreu um grande êxodo para as cidades maiores, o que posteriormente resultou no aumento das favelas.

Jovens que saíam do interior para buscar novos horizontes. Sonhos e promessas de uma vida melhor enchiam as rodoviárias dos municípios do interior. Na sacola, levavam apenas um sonho, poucas roupas e muito trabalho.

O ônibus para o Rio, um monstro barulhento e fumacento, engoliu Helena e sua trouxa, levando consigo o cheiro de terra molhada e jasmim do jardim, substituído pela fumaça de óleo diesel e pelo sal do mar distante.

O Rio de Janeiro: O ritmo da sobrevivência

O Rio era um turbilhão de sons, cores e fome. Helena chegou com o endereço de um restaurante humilde em Campo Grande, indicado por uma amiga de Dona Isaura. O dono, Seu Roberto, um português ranzinza de bigode grisalho, viu a determinação nos olhos da jovem magra, mas agora com um brilho diferente — não mais desespero, mas foco.

Helena estava a poucos meses de completar 18 anos. Já avistava a tão sonhada liberdade.

Em 1888, a Lei Áurea concedeu aos escravos brasileiros a liberdade de não trabalharem mais em regime de escravidão. Livres e podendo decidir para quem trabalhar, ganharam esse direito. O problema é que não tinham autonomia, pois inicialmente não existia um mercado de trabalho que acolhesse todos aqueles homens e mulheres que, agora, eram livres. Sem oportunidades de emprego e com pouquíssima perspectiva de conquista da independência, muitos voltavam a trabalhar em troca de comida e moradia, algo muito parecido com a escravidão.

Assim, Helena, sem autonomia, pouca coisa mudaria ao completar seus 18 anos, em um primeiro momento. Assim, conhecer essa sutil e importante diferença é fundamental para o seu sucesso e felicidade.

Seu Roberto se aproxima de Helena e rapidamente lhe dá as primeiras orientações. Homem alto, barbudo, atropelado em suas tarefas, diante de vários compromissos diários.

— Preciso de uma lavadeira de louça. Trabalho pesado, horas longas. Pagamento é razoável, mas é certo. E tem uma quitinete atrás da cozinha. Quer ou não quer?

Helena não hesitou.

— Quero, sim, senhor.

A quitinete era um cubículo escuro, quente, com cheiro de gordura velha e um beliche enferrujado que dividia com outra empregada. Maria Salete, uma nordestina sorridente e tagarela. Mas era teto, com uma esperança: ser professora. E o trabalho, embora duro — horas em pé diante de um tanque de água quente e sabão forte, braços mergulhados até o cotovelo em montanhas de pratos, talheres e panelas engorduradas dos almoços e jantares movimentados — tinha um peso diferente. Não era exploração sádica como no convento, nem servidão hipócrita como na casa da professora Isaura. Era trabalho honesto, com salário no fim do mês. Pouco, mas seu. Não era só trabalho para receber comida e um teto, como na casa da Dona Isaura, era um salário digno de seu trabalho suado.

Passadas algumas semanas de trabalho intenso, jornada dupla devido à frequente falta dos colaboradores, Helena viu ali uma grande oportunidade de acumular dinheiro para poder comprar suas primeiras roupas e, assim, criar uma identidade.

Horas extras. Jornada desgastante. Mãos vermelhas de tanta água e sabão. Assim, Helena viu nascer o sol e brilhar a Lua, dentro de uma cozinha envolta de pratos, talheres e cheiro de sabão. Helena tinha um sonho, e seu foco era ser professora.

Foi Maria Salete quem a chamou um dia, após o expediente exaustivo:

— Helena! Telefone pra você! É um tal de José, diz que é teu irmão!

O coração de Helena deu um salto. José. O irmão que havia saído de casa e não deu mais notícias? A última vez que a viu, era quase uma criança. A voz no telefone era mais grossa, cheia de uma ansiedade que ela conhecia bem: a ansiedade da necessidade.

— Helena? É você mesmo?

— Nossa... como conseguiu esse número?

— A mãe me falou de Dona Isaura, liguei para ela e, depois de muito tentar, me passou teu contato.

— E como eles estão?

— Não sei, Helena, não perguntei. A mãe está... a mãe está muito mal, Helena. Tosse, dor no pulmão esquerdo, que não passa, fraqueza... O barraco está caindo aos pedaços. O Zé da Venda já não empresta mais nem arroz... Precisamos de ajuda. Você consegue mandar um trocado? As meninas estão precisando de ajuda.

— Tenho muita falta delas.

Sim, Selena e Luana já ajudam a mãe, fazendo bicos de costura e ajudando o seu Zé, mas são trocados, mal cobrindo os remédios.

— E você, sumiu e somente agora aparece?

Jose faz um silêncio, não quer entrar nesse assunto que corrói sua alma.

As irmãs gêmeas de Helena tinham 13 anos, viviam com a mãe na mesma casinha. Sofia era a mais nova. Com 8 anos, era a caçula da casa. Fazia anos que Helena não conversava com Jose e muito menos tinha notícias de sua mãe.

— E você, por onde andou todo esse tempo? — insistia Helena.

— Eu fugi de casa, Helena. Não aguentava mais o pai me bater para que eu trabalhasse fora. Nunca recebi um carinho lá em casa; achei que na rua poderia me virar. Depois que o pai morreu, fui ver a mãe e comecei a ajudá-la. Você não estava mais lá. Você consegue ajudar com um trocado?

A palavra "trocado" ecoou, novamente. Mas, desta vez, não vinha de um lugar de cálculo perverso. Vinha do desespero genuíno. Helena sabia o que era passar necessidade, e seus irmãos não eram culpados. Helena olhou para suas mãos, agora vermelhas da água quente e do sabão, mas inteiras, fortes. Olhou para o cubículo escuro que era seu lar provisório. Sentiu o peso do salário que guardava num saquinho de pano debaixo do colchão. O salário que sonhava usar para estudar em um curso noturno, e ser professora, para comprar um vestido que não fosse de segunda mão, e para construir um futuro longe da miséria.

A imagem da mãe, fria e distante naquela última manhã, surgiu. A frase, "já não mandei buscar", cortou como uma faca. Mas veio também a imagem do pai moribundo chamando seu nome. E veio, mais forte que tudo, o que Vargem Bonita plantara nela: compaixão. Dona Isaura e Seu Geraldo a haviam tratado como humana. Marcos, em sua confusão, lhe dera flores. Ela aprendera que a dignidade não estava apenas em receber, mas em poder dar.

— José... fez-se silêncio.

Helena disse, em voz firme, surpreendendo a si mesma.

— Manda a mãe... manda a mãe se cuidar. Vou mandar algo. No fim do mês. Todo mês. Me diz para onde mandar.

Helena anotou no papel o endereço do trabalho de José, com o coração partido de saudades e de prazer por poder mandar, depois de anos, um "trocado". Aquele trocado que ela nunca pôde mandar.

— Obrigada, Helena. A mãe vai ficar contente. Pode mandar pelo correio, Helena, enrola no papel, para ninguém ver, que eu vou comprar comida para as meninas.

— E você, José, como está? Poderia levar uma flor para o papai, limpar o túmulo e colocar uma flor lá?

— Ah, Helena, não me peça demais. Eu estou indo, me viro, só de ajudar a mãe já estou fazendo minha parte. Ainda me dói muito.

Helena entendeu o recado e aprendeu a não julgar, porque sabia o que seu irmão levava no peito. Mas, só o fato de poder ouvir a sua voz já era um grande presente para aquele dia.

Não era um "trocado". Era um compromisso. Parte daquele salário tão suado teria um novo destino: o barraco decrépito onde nascera, para a mãe que a rejeitara, o irmão que a procurava apenas na hora do aperto, mas no fundo sabia que as meninas Selena, Luana e Sofia iriam comer um bife ao meio-dia. Não por obrigação, não por culpa, mas por uma escolha. Porque ela, Helena, havia se tornado humana. E humanos, mesmo os mais machucados, podiam escolher a bondade.

O RITUAL DA SOBREVIVÊNCIA COMPARTILHADA

As horas no tanque de louça eram intermináveis, as costas doíam, o vapor queimava o rosto. Mas, cada prato limpo, cada panela reluzente, era um tijolo no seu futuro e no sustento distante da família. O salário era pouco, mas sagrado.

Helena se tornou mestre em viver com quase nada. Comia a refeição fornecida pelo restaurante (feijão, arroz, uma carne dura) e guardava o resto do dinheiro. Nada de doces, nada de roupas novas, nada de cinema. Maria era sua única amiga e ria e dizia:

— Tu é uma freira, Helena! Mas admiro sua disciplina.

Todo fim de mês, Helena ia ao correio, enchia o envelope com parte do seu salário — notas suadas, cheirando a sabão e determinação. Escrevia, com letra graúda, aprendida nas aulas noturnas de pedagogia.

— Para Dona Maria. Com saúde. Helena. Nunca "mãe".

Nunca veio um agradecimento daquela mãe que agora recebia a recompensa da maternidade. Nunca veio uma carta de volta. Apenas, nos telefonemas raros de José, um:

— Chegou, Helena. Valeu. Era suficiente.

Ela não mandava por gratidão. Mandava por humanidade. Por uma paz interior que os anos de ódio e fome não lhe deram.

O dinheiro que saía era peso a menos nos ombros do ressentimento. O dinheiro que ficava guardado com cuidado de ourives era leveza de um sonho adiado, mas não abandonado. Estudava sozinha à noite, com livros usados, à luz de uma lâmpada fraca. Sonhava com um dia ter um trabalho melhor, gerir uma sala de aula, cheia de alunos.

Um quarto com janela. Uma vida onde mandar dinheiro não fosse uma necessidade, mas um extra.

Helena, a mulher que lavava pratos no calor do Rio, não era mais a menina fugitiva. Era uma força de aço. Uma força que sustentava, com suas mãos lavadas de louça, o passado que a rejeitara e o futuro que teimosamente construía, nota por nota, letra por letra. Ela aprendeu a lição mais dura e mais bela: a verdadeira liberdade não está em fugir da família ou da pobreza, mas em escolher como carregá-las, sem deixar que te definam ou te quebrem.

QUANDO O AMOR FAZ VISITA

A chegada de Saul à vida de Helena foi como uma brisa suave após uma longa tempestade. Ele apareceu no restaurante não como cliente, mas como ajudante do entregador de gás. Sorriso fácil, olhos castanhos que pareciam guardar um mundo de boas intenções, mãos calejadas que sabiam o valor do trabalho. Foi gentil, paciente, atento. Ouvia Helena falar das louças intermináveis, dos sonhos de estudo adiados, da família distante que sustentava, com uma atenção que parecia devoção.

— Tu és forte, Helena. Diferente. Admiro isso em ti.

Saul dizia, comprando um café para ela no fim do expediente, seu toque no seu braço era leve, promissor. Ele falava de um futuro simples, mas juntos. Uma casinha, um trabalho estável, talvez... uma família?

A palavra ecoou no coração solitário de Helena como um sino de esperança. Depois da morte do pai, da frieza da mãe, da exploração das freiras e da professora Isaura, a atenção de Saul encheu seu coração como um porto seguro. Ela, calejada pela vida, mas ainda com uma fagulha de desejo por afeto, deixou-se amar. Era seu primeiro amor.

As palavras doces de Saul preenchiam todos os espaços em branco. Helena, carregada de dor, viu em Saul um amor que nunca sentiu.

Maria Salete, já com seus 35 anos, viu com seus próprios olhos, além do que via Helena. Ela dizia que a barba de Saul era azul. Azul da cor do índigo, para ser exata. É tão azul quanto o gelo escuro no lago, tão azul quanto a sombra de um buraco à noite. Essa barba era conhecida, um homem conhecido pelo nome de Barba-Azul.

Helena estava serena; pela primeira vez, sentiu a paixão. Quando acordava, sentia-se bela, amada, desejada — sentimentos que até então eram desconhecidos.

No início de nossas vidas amorosas, nosso ponto de vista feminino é muito ingênuo, o que quer dizer que nossa compreensão emocional do que está oculto é muito tênue. No entanto, é assim que todas nós começamos. Ainda mais para Helena, que sentiu desde cedo rejeição e abandono. Somos ingênuas e nos convencemos a entrar em situações muito confusas. Não ser iniciada nos detalhes dessas questões significa estar em um estágio da nossa vida em que somos propensas a perceber apenas o que está às claras.

Saul parecia um príncipe, atencioso, falava de projetos, mas ainda tinha medo de assumir um compromisso sério. Maria Salete, sempre desconfiada, entre uma conversa e outra, despertava em Helena o sexto sentido que lhe faltava. Helena não havia sido iniciada pela mãe. Ela era uma jovem menina que saiu de casa em busca de comida e amor.

Helena não tinha para quem contar sua novidade. Seu irmão pouco ligava, e Maria Salete, sua companheira de quarto, via apenas o lado escuro daquele que se tornava seu amor.

Um dia, recebeu a ligação de Dona Isaura, e Helena ficou feliz em contar a novidade do namoro. Dona Isaura, com a voz meio preocupada, começou a questionar: Quem era o rapaz? Onde morava? O que fazia? E Helena, encantada com o sorriso fácil, sempre achava uma resposta não tão convincente, mas sua felicidade denunciava que estava no caminho certo.

Dona Isaura guardou um carinho imenso por Helena e teceu suas recomendações de mãe, mas saber que sua menina tinha crescido e estava construindo seu futuro minimizou as preocupações.

Passaram-se cinco meses desde o início do namoro. Helena tinha recém ingressado na faculdade de pedagogia, trabalhava durante o dia e estudava no período noturno, quase não tinha mais tempo para namorar Saul.

Promessas de constituição de uma família, um lar só para eles, começaram a ficar escassas, e algumas discussões surgiram, trazendo Helena para a realidade de um relacionamento de controle e submissão.

Helena era sonhadora, trabalhava e tinha o foco na sua profissão e no desejo de sair daquela pobreza que a perseguia desde criança. Saul era ajudante de entregador de gás, e o pouco que recebia gastava de forma desenfreada, manifestando seu lado controlador nas conversas sobre o futuro.

Saul via, ao fundo, uma oportunidade em Helena.

As flores de campo e os presentes começaram a ficar escassos, e Saul começou a querer tirar Helena do restaurante, porque estava enciumado com o chefe Roberto.

— Você não precisa se humilhar aqui, Helê! Eu cuido de você.

Helena, contrariada, não perde a oportunidade de relatar sua impressão:

— Não, aqui eu fui recebida com muito carinho, por mais que haja bastante serviço, mas eu consigo pagar meus estudos e ainda mandar alguns trocados para José ajudar lá em casa.

— Você não percebe que trabalha além da conta, acumulando pilhas e pilhas de pratos para lavar todos os dias. Roberto só quer usar você; sabe que você veio do interior e é muito trabalhadora, assim ele te usa de todas as maneiras. Você percebe o olhar dele para você?

Helena não aceitava as propostas de Saul, tinha sofrido demais nesta vida para largar o emprego que garantia sua sobrevivência. Deixar de trabalhar era uma opção descartada, e isso fez nascer um Saul que antes Helena não conhecia.

— Não, Saul, eu não vou deixar de trabalhar. Você está confundindo as coisas. O Sr. Roberto sempre me tratou com respeito.

Saul tinha uma autoestima inflada, acreditava ser especial e suas ideias sempre as melhores. Helena era sonhadora, nunca tinha sentido o amor antes e se debruçava nas ilusões de um contador de histórias.

Era chegada uma nova primavera, e os sábados ensolarados convidavam para um passeio no parque. Helena e Saul estavam curtindo o sol quando Helena começou a passar mal após comer uma maçã do amor.

Envergonhada, Helena declarou a Saul que não era a primeira vez que enjoava. Que já fazia 15 dias que ela não se sentia bem, e achava que poderia estar grávida.

— Nossa, tem certeza, Helena? Às vezes, o corpo engana. Será que você não está se alimentando mal?

Helena ficou surpresa com a reação ríspida de Saul. De tanto amor e carinho que ele expressava diariamente, ela achava que ele poderia, ao menos, demonstrar um pouco de felicidade ou preocupação, caso a notícia fosse verdadeira, mas o que sentiu foi uma reação de desprezo, e logo falou:

— Eu conheço o meu corpo e nunca me senti assim.

— Melhor esperar um pouco para tirar essas conclusões — falou Saul, levantando-se para ir embora.

Helena ficou pensativa. Levantou-se e foi andando lentamente um pouco atrás de Saul. Subiu no ônibus e, até chegar em casa, não trocou mais nenhuma palavra com Saul.

Passada uma semana, Helena estava na cozinha lavando a louça da manhã, quando Seu Roberto pediu para Helena conversar com ele no escritório. Helena ficou apreensiva, achando que havia feito alguma atividade errada. Lembrou-se rapidamente dos últimos dias, passou em um checklist para verificar se havia quebrado alguma louça ou deixado a pia suja, mas nada foi encontrado que pudesse justificar uma advertência do chefe.

— Helena, você já está aqui conosco há mais de um ano e sempre se dedicou ao seu setor. Quero lhe fazer uma proposta para ser a chefe de cozinha, terá um aumento de 1/3 no salário, um dia de folga por semana e ainda poderá ter um extra nos finais de semana quando o movimento estiver intenso. Você topa esse desafio? Lembre-se de que terá que ser muito responsável, pois liderar 15 mulheres não é uma tarefa fácil; exige determinação e liderança.

Helena não pensou duas vezes, já vislumbrou de longe o pagamento antecipado da faculdade e a tão sonhada moto para se deslocar até o campus, que ficava pouco mais de 40 minutos do trabalho.

— Sim, eu aceito e sou muito grata pela oportunidade, Seu Roberto.

Helena estava radiante, cantava e ria de felicidade. Correu para contar para sua colega Maria Salete, que pelo telefone deu gritos de alegria.

— Eu sabia, Helena, você é uma boa moça e vai se dar muito bem na vida.

— Verdade, parece que as coisas estão mudando na minha jornada. Agora lembrei do dia em que fugi do convento. Eu tinha uma certeza: ali não era meu lugar, e hoje vejo e me sinto feliz pela decisão.

— Sim, tudo está dando certo. Queria estar aí do seu lado para te dar um abraço e tomarmos aquele café com bolo da padaria da Joana.

— Maria, preciso te contar um segredo.

— O que foi, Helena? Terminou com o Saul? Até que enfim... te avisei que ele não parecia uma boa praça.

— Não, não é isso. Na verdade, ele está meio estranho mesmo. Mas o problema é maior.

— O que aconteceu? Algo com sua família?

— Chega de tentar adivinhar. É que estou meio enjoada ultimamente, me sentindo sozinha e com muito sono. Você acredita que dormi duas vezes após o relógio despertar esta semana? Ainda bem que o Sr. Roberto não estava no restaurante.

— Não acredito, Helena. Pobre nunca tem sorte mesmo. Quando parece que as coisas vão dar certo, vem uma bomba para estragar tudo.

— Credo, Maria, também não é assim. Uma criança é um sonho, mas, claro, que neste momento seria difícil.

— Não pense assim. Tudo vai dar certo. Hoje é dia de comemorar. Pode ser só uma fase sua, que logo vai passar. E, se for, estarei sempre do seu lado.

Naquele dia, os pratos estavam macios e a água nem era tão quente, porque Helena sentia orgulho de si mesma e os pês flutuavam naquela cozinha. Ser líder era um grande avanço na sua vida, ainda mais porque vinha com aumento de salário e novas oportunidades poderiam surgir.

Bateu 18:00h. Helena levou as mãos para passar o cartão-ponto, quando avistou Saul chegando ao restaurante.

Helena borbulhava de felicidade e queria contar para Saul o mais rápido possível a maravilhosa notícia que recebera naquele dia. Era a mais nova chefe de cozinha.

Saul, com olhar baixo e cansado do dia, aproximou-se de Helena e sentou-se. Helena guardou as últimas pilhas de pratos limpos e correu para encontrar Saul.

— Saul, Saul, você não imagina, estou muito feliz, recebi aumento, vou ser chefe de cozinha. Amanhã iniciarei uma nova jornada. Temos que comemorar, pensei em não ir para a faculdade hoje e sairmos para jantar.

Rapidamente, como uma flecha, Saul respondeu, virando o rosto, com um tom de arrogância:

— Você, chefe de cozinha! E desde quando você sabe administrar e liderar algo?

A resposta de Saul deixou Helena cega. Naquele instante, ela sentiu-se fraca e rejeitada. A dor da infância, a ferida antiga, sangrava novamente. Os cabelos escondiam o olhar que se apagou em segundos.

— Será que não seria capaz?

Saul puxou Helena para fora, segurando firmemente pelo braço, aproximou-se do ouvido dela e falou baixinho, arrastando os dentes:

— Eu disse que seu Roberto quer algo com você. Do nada, faz essa proposta para uma lavadeira de pratos?

Helena, tremia por dentro, sentia o mesmo medo de quando ouvia a voz da Irmã Matilde no convento.

— Mas, Saul, essa é a minha oportunidade. E seu Roberto disse que eu me destaquei nesses dias, e sou uma pessoa dedicada, nunca faltei ao serviço, sou prestativa e de confiança. Não deve ser tão difícil essa responsabilidade, senão seu Roberto não confiaria em mim.

— Seu Roberto, seu Roberto. Eu sou homem, Helena, eu sei o que ele quer. E eu, como vou ficar nisso tudo? Sei que você quer estudar e está se aproveitando desse momento. Quem me garante que não vai me largar para ficar com ele?

— Saul, chega disso, eu não tenho nada com o Roberto e estou começando a ficar com medo de você. Até ontem, você trazia flores e fazia planos. Agora, de uma hora para outra, começou com esse ciúme bobo que está estragando tudo.

— Helena, você precisa confiar em mim. Estou só tentando te proteger. Você precisa fazer o que eu te falo, assim tudo vai ficar bem, eu prometo.

Saul revela-se aos poucos. Suas atitudes e sua forma de reação deixam Helena pensativa e desconfiada. Saul não acredita que está errado, faz-se de vítima quando é confrontado por suas atitudes. Mesmo sendo o pivô da situação desagradável, ele tem dificuldade para assumir a responsabilidade por suas ações e tomar atitudes para remediar seus erros, tentando colocar a culpa na Helena.

Helena puxou sua mochila e saiu chorando. Foi para a faculdade com o coração partido. Ele não ficou feliz por sua conquista. Sentia-se sozinha e impedida de realizar seus sonhos; seu trabalho era uma ameaça para Saul. Mas Helena sentia que nada daquilo fazia sentido, porque não tinha nenhum desejo por Seu Roberto, via-o com muito carinho e respeito, apesar de ser arrogante e ríspido.

Helena chegou a se questionar se tinha dado algum sinal de interesse para Seu Roberto, ou talvez tinha se comportado de forma a dar motivos. Helena duvida agora de seus próprios sentimentos e atitudes. Será que eu não dei motivos? Será que Saul está certo? E Roberto tem segundas intenções?

Na manhã seguinte, Helena mal se vestiu, colocou a blusa por cima da calça, não usou seu coque alto. Deixou o cabelo sem prender, não passou batom, desviando o olhar do espelho para evitar trazer novos problemas para seu relacionamento. Quem sabe assim, Saul perceberá que Seu Roberto não é um perigo, pensava Helena.

E os dias seguiam assim: Helena deixava de se arrumar, de se cuidar, para evitar ciúmes por parte de Saul, evitando assim novos conflitos e interpretações duvidosas.

Helena acordava todos os dias enjoada, mal tomava café da manhã e logo se sentia tonta. A sonolência e o cansaço de Helena começaram a acender uma luz em Roberto.

— Helena, pensei que você estivesse feliz pela oportunidade que lhe dei?

— Imagina, Seu Roberto, sou muito grata, estou me dedicando e ainda estou disposta a fazer o curso de liderança que a associação irá realizar nesta semana.

— Ótimo, Helena, já vou garantir sua vaga. Fico feliz pela sua iniciativa.

Helena respirou fundo e disse:

— Nunca ninguém me valorizou. Nunca tive uma oportunidade como essa. Na minha casa, eu era apenas mais uma, servia meu pai e ajudava minha mãe, e nunca recebia um elogio. Meu pai, às vezes, timidamente, dizia que eu era sua menina de ouro, mas ele ficou doente muito cedo e pouco tempo fiquei ao seu lado.

— Helena, essa é a oportunidade da sua vida. Nunca apostei em uma limpadora de pratos tão jovem para esse cargo. Você bem sabe que temos muitas mulheres para liderar, e você, com toda sua disciplina, me envolveu nessa aposta, pois é exemplo de assiduidade. Mas sinto que está cansada e sonolenta ultimamente.

Helena desconversou e pediu desculpas a Seu Roberto. Estava tremendo de medo de estar grávida e perder a oportunidade da sua vida. Logo, pegou o caderno que estava no canto do balcão e saiu dizendo que precisava conferir o estoque do dia, pois os entregadores já estavam a caminho.

Os dias se passaram lentamente. Helena terminou o curso de liderança e aplicava, dia após dia, os ensinamentos. Chegaram as férias da faculdade. Ela fazia planos para o futuro. Poderia comprar mais cursos e começar a realizar um estágio na sua área no próximo ano.

José recebia os envelopes e ajudava a família. Helena estava contente com a mudança de rumo em sua vida. Parecia que as rezas de Dona Isaura estavam dando certo.

Depois de duas semanas, Helena tomou coragem e comprou o teste de gravidez. As idas frequentes ao banheiro e a extrema sonolência fizeram Helena tomar uma decisão. Ela não podia mais adiar o que já previa sozinha.

No silêncio da noite, Helena pensava e refletia sobre o que faria se estivesse grávida. Saul demonstrava um grande ciúme; poderia pedir para que Helena largasse o emprego. Como ficaria sem o emprego? Quem cuidaria do bebê? Como terminaria a faculdade? Essas dúvidas tiravam o sono de Helena todas as noites.

Helena estava de férias da faculdade. Era seu dia de folga. Atravessou correndo a rua e foi à primeira farmácia perto de sua casa.

Envergonhada, começou a se enrolar dentro da farmácia para poder pedir o exame de gravidez. Havia dois farmacêuticos no caixa, e Helena ficou acanhada. Ao menos, pensou Helena, se fosse mulher.

Ela não sabia o que fazer para pedir e como pedir.

Helena tomou coragem e se aproximou do caixa.

— Bom dia, Senhorita, o que deseja?

— Eu gostaria de um remédio para enjoo. Estou me sentindo mal há uns 20 dias.

— Mas esse enjoo é recorrente. Há alguma possibilidade de estar grávida?

— Pois é, estou preocupada. Acho que já vou aproveitar e levar um teste.

Helena pagou pelo teste, pegou a sacola e saiu rapidamente da farmácia, como se estivesse fugindo de alguém. Helena não queria ser notada nem confrontada. Sentia medo e vergonha ao mesmo tempo.

Foi rapidamente para casa. Chegou, retirou o casaco e colocou-o em cima da mesa. Tirou os óculos de sol e sentou-se no sofá. O coração começou a bater forte, mal conseguia ler a bula de tanto que os dedos tremiam.

Foi ao banheiro. Aguardou. A clareza ao olhar os dois riscos vermelhos do exame já denunciavam o que ela já sentia.

A gravidez batia à sua porta. Ouviu a voz de sua mãe contando como havia ficado grávida de José, com 16 anos. Sentia o gosto amargo da pobreza. Parecia que a história se repetia. Helena ficou apavorada. Para quem ligar agora? Helena correu até a cozinha, pegou um copo de água e não conseguiu engolir, engasgou-se e correu para o banheiro. Vomitou com toda a sua força e raiva. Raiva das panelas gigantes, das irmãs, da falta de um adeus ao pai, da mãe que a rejeitou, de Saul, que a controlava.

A gravidez não foi planejada, ninguém a contou, ninguém a ensinou. A vida estava lhe dando mais uma dificuldade, mas foi recebida por Helena com um terror mesclado de raiva e uma alegria profunda, ancestral. Ela, a menina que ninguém quis, geraria alguém que seria seu, incondicionalmente.

Como contar para Saul e para Roberto? Contou a Saul com o coração na mão, esperando o mesmo brilho nos olhos.

Quando uma alma jovem se casa com o predador, ela é capturada ou reprimida durante a fase da sua vida que deveria ser de desdobramento. Em vez de viver livremente, ela começa a viver falsamente. A promessa enganosa do predador diz que a mulher será rainha de algum modo, quando, na verdade, o que se planeja é seu assassinato.

A MÁSCARA CAIU

Saul estava sentado no sofá quando Helena se aproximou e entregou o teste de gravidez com o resultado positivo.

— Um bebê! Helena!

— Sim, eu sentia que meu corpo estava diferente. Por isso, o sono extremo que eu nunca tinha sentido.

— Mas será que esse teste é garantido?

— Pedi ao farmacêutico, e ele disse que há 99% de certeza.

— Mas você fez o teste na farmácia?

— Não, Saul, corri para casa e fiz aqui sozinha.

Helena sentia a voz embargada de Saul. Nem um abraço sincero e acolhedor de felicidade. Nada de comemoração. O tom da voz era forçado, a alegria, de cartolina. Passados 15 minutos, Saul questiona, o que fez o mundo de Helena virar de cabeça para baixo.

— Como vou ter certeza de que esse filho é meu e não do Roberto?

Saul se recosta na cadeira e cruza os braços.

— O quê? Como assim, Saul? Você é insistente nessa conversa. Já te falei e você continua desconfiado.

— Me conte. Peça a ele.

Helena segura-o pelo braço, bloqueando sua visão. Seus olhos escuros e penetrantes se estreitam. A voz de Helena é firme e clara:

— Achei que pudesse confiar em você, que seu amor fosse verdadeiro. Estou passando por um momento difícil, e você só sabe desconfiar. Em nenhum momento você me abraçou, me deu segurança. Por favor, saia daqui agora.

Saul levantou-se e bateu à porta. Helena, sozinha, chorou abraçada ao travesseiro. Ensopada de gotas de sal.

Malditas irmãs do convento!

Malditas panelas!

Maldita pobreza!

Maldita Alzira!

Maldito Saul!

Depois de dois dias, Saul apareceu no restaurante. Pediu desculpas e disse a Helena que cuidaria do seu filho, garantindo que ela não precisasse temer, pois faria tudo para protegê-la.

Quando a barriga de Helena cresceu, tornando-se visível, a transformação foi lenta e cruel:

— Não precisa mais trabalhar tanto, querida. Fique em casa, descanse.

O descanso virou uma prisão. Ele a afastou do restaurante, do contato com as amigas e da independência financeira pela qual tanto lutou.

— O mundo lá fora é perigoso para você agora. E, como mulher grávida, não pode ficar de pé o dia todo.

Helena, contrariada com as ordens de Saul, começou a perder o brilho, emagreceu e alimentava-se mal. Sentia muitas dores de cabeça e não conseguia dar conta de trabalhar e estudar no período noturno.

O Dr. Estevão, que acompanhava Helena em seu pré-natal, estava preocupado com sua saúde, recomendando vitaminas e repouso contínuo por duas semanas. Helena não tinha condições de fazer um tratamento de saúde adequado. Os cuidados eram do posto de saúde, e o Sr. Estevão ajudava como podia.

Helena conversou com a coordenação da faculdade e trancou o curso por um semestre, pois não estava em condições emocionais e físicas de frequentar as aulas ou realizar as provas finais. Seus colegas apoiaram o afastamento temporário de Helena, reforçando que o mais importante naquele momento era cuidar do seu bebê.

Roberto, contrariado, compreendeu a situação e concordou com o pedido de afastamento do trabalho por um mês. Ele substituiu Helena por outra colaboradora, deixando Helena triste e deprimida.

— Eu te avisei, Helena, que o melhor era largar esse emprego — disse Saul, com um sorriso sarcástico.

Saul controlava tudo. Levava Helena às consultas, fazia compras e estava presente diariamente. Helena, fragilizada, deixou-se levar pelo acolhimento de Saul. Sua intuição alertava lá no fundo, mas ela não tinha outra opção a não ser aceitar o controle que ansiava e ao mesmo tempo enojava. No fundo, ele era o pai do seu filho.

— Essa roupa não te cai bem assim... parece maior. Tem certeza de que deve comer isso? Vai ficar enorme. Você está emotiva demais, Helena.

Esses eram os questionamentos de Saul ao redor de Helena durante o dia.

E assim, tudo passou a girar em torno dele. Seu cansaço, seu trabalho, suas frustrações. A gravidez de Helena era um incômodo, um obstáculo ao seu bem-estar.

— Tu não tens ideia do peso que é pra mim agora, ter que sustentar os dois! Ele, que antes admirava sua força, agora a via como um fardo.

No quinto mês de gestação, foi realizado o ultrassom obstétrico, quando se descobriu que Helena teria uma linda menina.

— Como vamos chamar, Saul?

— Não tenho uma ideia formada. Mas pensa você, já que está tão chorona, quem sabe se alegre um pouco.

Saul tentava disfarçar o seu desgosto pelo sexo do bebê. Seus pensamentos confusos sempre tentavam achar algo para criticar a situação presente. Se ainda fosse um menino... eu teria vários nomes, mas uma menina, não tenho ideia alguma, pensava ele.

— Já sei, vou chamar ela de Laura. Esse é o nome mais lindo para uma menina. Minha avó materna era Laura Helena. Então, vamos chamá-la de Laura.

— Pode ser, porque Laura Helena fica demais, né?

— Por que você não gosta de Helena? Claro que sim, só acho que dois nomes sem harmonia, ainda mais Laura Helena.

Quando Helena tentava falar de Laura, das mexidas na barriga, dos planos, ele mudava de assunto, disfarçava e sempre tentava minimizar os projetos de Helena.

— Olha, Helena, eu não estava preparado para ser pai. E você precisa se dedicar mais, se alimentar, senão ela vai nascer raquítica, igual a você.

— Você acha que é fácil, né? Comer tendo enjoos? Eu mal posso sentir o cheiro dessa melancia que está em cima da mesa. Como você não tem um pingo de compaixão comigo?

Saul olhava de canto de olho e saía para trabalhar. Helena colocava o espaguete no micro-ondas para esquentar o almoço e ia até a pia lavar um pouco os olhos para ver se parava de bocejar.

Ela sentia como se estivesse com um trator em suas costas. Laura começava a ficar grande e pesada, e as costas de Helena já sentiam a pressão.

Helena voltava do banheiro, se inclinava na bancada, ficava observando o prato girar dentro do micro-ondas. Após o apito, abria a porta do micro-ondas e pegava o macarrão. Tira o espaguete, com um garfo, colocava um pouco de comida na boca. Quase conseguia engolir antes de ter que procurar a lata de lixo. Helena vomitava duas vezes, limpava a boca, e então tentava forçar mais uma garfada.

Força, Helena. Uma voz interior que direciona seus pensamentos. Ela inspira de forma meticulosa. Expira com ainda mais precisão e sai para dar uma volta para tomar um ar.

O ABANDONO NO LIMIAR DA MATERNIDADE

Com oito meses de gravidez, Helena estava imensa, cansada, com os pés inchados e dormindo mal. Saul chegou em casa mais cedo.

— Trouxe o berço para montar? — perguntou Helena, deitada no sofá com as pernas para cima.

— Berço? Olha, eu nem tenho tempo de procurar berço.

Helena se vira devagar, vai se arrastando até a beirada do sofá para se levantar. Lágrimas escorrem pelo seu rosto. Helena estava desconfortável, sem força para trabalhar, longe dos amigos da faculdade, longe de Seu Geraldo e Dona Isaura, sem mãe nem pai. A única força de motivação era sua amiga Maria Salete.

— Eu te avisei, Helena. Senti o cheiro da barba azul dele de longe.

Saul entra ligeiro no quarto e começa a recolher suas coisas. Pede onde está seu boné vermelho e sua máquina de tirar fotos.

Helena, balançando a cabeça, fala baixinho:

— A Laura pode nascer a qualquer momento! Lembra o que o Dr. Estevão disse na última consulta? Nós ainda não montamos o berço, e a parede onde vai a cômoda está sem pintar. Eu não consigo sentir o cheiro da tinta, senão eu pintava. Preciso da sua ajuda, porque quero começar a lavar as roupinhas ainda esta semana e já ir guardando na cômoda.

— Olha, Helena... A situação está complicada para mim. Aquele trabalho com o gás secou. Apareceu uma oportunidade boa em São Paulo. Trabalho fixo, dinheiro direto... Não posso perder. Eu vou e volto nos finais de semana. Aliás, do Rio para São Paulo é um pulo.

Helena sentou-se pesadamente na cadeira, as mãos instintivamente protegendo a barriga onde Laura dava pontapés.

— São Paulo? E… e a Laura? E eu?

Saul evitou seu olhar, arrumando uma camisa na mala que nem precisava ser arrumada.

— Você fica aqui. Você está bem, tem o quartinho neste restaurante, as meninas da limpeza, tudo aqui perto… Quando as coisas se resolverem, eu volto. Ou mando buscar vocês.

A promessa soou tão falsa quanto a das freiras e da professora. A intuição de Helena gritava. Ela já previa que Saul estava armando algo e não iria cuidar delas.

— Quando, Saul? — A pergunta saiu como um gemido. — A Laura nasce em um mês! Aguarde ela nascer, vou precisar de ajuda no começo. Como você vai me deixar sozinha na pior etapa da gravidez? Como vou cuidar dela à noite? Ainda tenho muitas dificuldades, sou mãe de primeira viagem, preciso do seu olhar.

— Helena, não comece! Aliás, você tem aqui o Roberto, que sempre está por perto, inclusive passa as tardes por aqui rondando como gato atrás de rato.

Ele fechou a mala com um estalo. A máscara caiu de vez. Seus olhos, antes doces, estavam frios e impacientes.

— Você não tem noção da pressão que estou vivendo, Helena?

— É sempre você, você, você e a barriga! Cansei. — Pegou a mala. — Cuide de si. Eu aviso quando puder.

E saiu, sem tocar na sua barriga, sem um último olhar. A porta se fechou com um baque que ecoou no quarto vazio e no coração despedaçado de Helena. O porto seguro revelou-se um navio fantasma, pronto a afundá-la no momento decisivo.

Os dias que se seguiram foram de desespero silencioso. O dinheiro escasseou. Maria Salete e as colegas do restaurante ajudavam como podiam, mas as necessidades eram muitas e Helena não conseguiria se sustentar sem trabalhar.

A cidade grande, que já era dura, tornou-se hostil. O medo de parir sozinha, desamparada naquele lugar, era um monstro diário. As encomendas de José voltavam vazias. Helena não podia mais ajudar as irmãs e sua mãe. Estava sozinha, sem esperança, sem emprego e sem dinheiro.

Helena contou ao irmão que havia sido enganada, que estava sozinha e grávida. Agora era a vez da família ajudá-la.

Como Helena? Aqui mal comemos duas refeições diárias? Não podemos fazer nada.

Helena estava sozinha e precisava pensar rápido, pois no outro mês Laura iria nascer. Como pagar as despesas do hospital? Como iria fazer para se sustentar?

Passados 15 dias, Helena não sabia mais nem onde encontrar o rastro de Saul. Saul não ligou, não disse onde morava, e muito menos se estaria junto no nascimento da filha.

Helena estava desamparada. Seu Roberto montou o berço e fez o adiantamento das férias de Helena, para que ela pudesse sobreviver naqueles dias difíceis. Helena, pela primeira vez, notou Roberto. Seria ele um homem bom? Será que Saul não estava certo?

Depois que Helena saiu da conversa com o Sr. Estevão, recebeu a visita da assistente social. Ela tinha recebido a notícia de que Helena precisava de ajuda. Helena chorava e contava que Saul a havia abandonado no momento mais difícil da vida. Laurinha iria nascer e ela estava sozinha.

— Como pude cair nessa por tanto tempo? Todas as peças estão começando a se encaixar. Até mesmo o motivo de Saul querer que eu deixasse o emprego. Por que demorei tanto tempo para perceber a verdade? Maria Salete sempre me avisava.

— Calma, Helena, agora não adianta remoer o passado. Você precisa pensar nesta criança que está chegando.

— Ele é um mentiroso, um traidor. Ele sabota as pessoas, arma sobre elas.

Helena está tão zangada consigo mesma que bate a cabeça na porta da geladeira.

— Calma, Helena. Vamos encontrar uma maneira de Laura vir a este mundo com toda dignidade, falou a assistente social comovida.

— Como vou fazer? Sr. Roberto me deu um adiantamento das férias, mas não paga o hospital.

— Vamos acionar o Conselho e verificar a possibilidade de custear a cesariana, já que você disse que seu parto é de risco. Organize toda a documentação e os exames médicos, que levarei para análise.

Helena agradece a visita da assistente social e vai tomar um banho para relaxar.

O ÚNICO PORTO: VARGEM BONITA

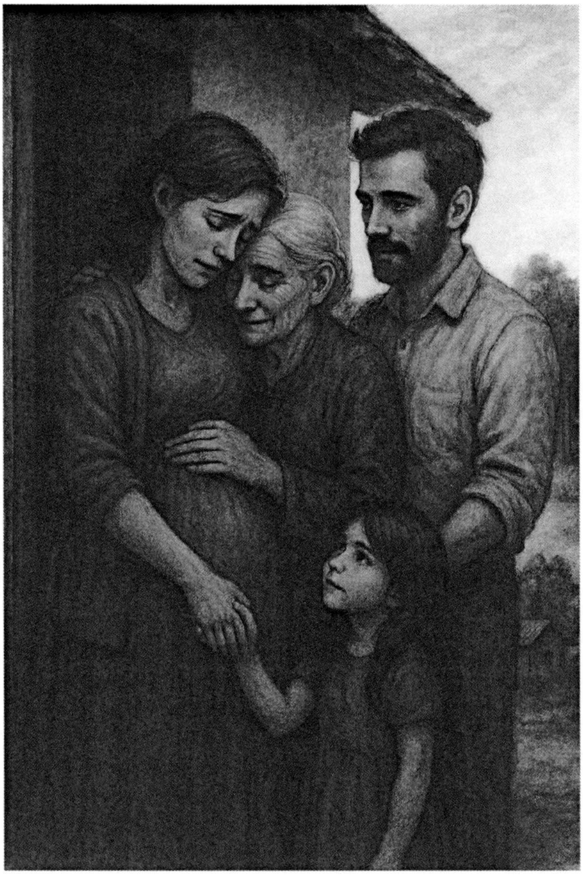

Foi Maria Salete quem deu o empurrão, com a voz embargada:

— Helena, tu tens que ir embora daqui. Volta para a casa dos velhos, lá no interior. Lá tu vais ser acolhida. Aqui... aqui tu vais morrer de fome ou de medo, sozinha com a neném. A vida na cidade grande é muito difícil, Helena, para uma mãe solteira.

A frase morrer de fome ou de medo, sozinha, ecoou como um sino fúnebre. Ela olhou para a mochila pequena que sempre tinha à mão – herança dos tempos de fuga. Não havia escolha. Pegou o pouco dinheiro que restava, o suficiente para uma passagem de ônibus. Não ligou para José. Somente avisou Sr. Roberto que iria voltar para o interior. Agradeceu a oportunidade e, com os olhos marejados de dor, abraçou Seu Roberto. A ação foi tão rápida que ela mesma se impressionou. "Desculpa, Seu Roberto, é que estou meia confusa."

— Como assim, Helena? Fica que eu cuido de você. Eu sou sozinho e posso te ajudar.

Helena sentiu um frio na barriga, olhou pela janela e disse:

— Eu já tomei a minha decisão. Aqui não é o meu lugar. Se eu ficar aqui, Saul pode voltar e fazer coisas que até Deus duvida.

Como um animal ferido voltando para o único covil seguro que conhecia, tomou o ônibus para Vargem Bonita.

Helena se sacrificou mais uma vez: lavava, cobria horas, limpava; era assídua e aprendeu que o preço do amor era esse. Helena era ignorada e invisível, escolheu um amor abusivo e negligente. Ela confundiu trauma com amor. Helena sofreu desde os 13 anos e, hoje, estava mais ferida do que nunca.

Helena se via na jornada escura e triste de sua mãe. Helena, que sempre sonhou diferente, trilhava os meus caminhos e sentia a dor das mesmas pedras e angústias da mãe.

A cena se repetiu, mas desta vez com um peso maior. Helena, grávida de oito meses, arrastando-se como um fantasma cansado, com a trouxa minúscula e o mundo desabado nos ombros, bateu na porta da casa simples de Dona Isaura e Seu Geraldo.

A porta abriu. Dona Isaura levou um segundo para reconhecer a figura devastada diante dela. Mas os olhos, aqueles olhos de guerreira cansada, eram inconfundíveis. E a enorme barriga contava o resto da história que a boca de Helena ainda não podia articular.

— Minha filha...

Dona Isaura abriu os braços e envolveu Helena, barriga e tudo, num abraço que cheirava a terra boa, a jasmim e à aceitação incondicional.

— Entra. Estás em casa, minha filha.

Seu Geraldo apareceu atrás, seu rosto sereno marcado por uma tristeza profunda — Marcos, na janela, olhava para o vazio com um sorriso infantil, muito mais perdido do que Helena lembrava. Mas o olhar do velho para Helena foi de refúgio imediato.

— Vamos arrumar teu quarto, filha. O mesmo de sempre. Ele sempre foi teu e você voltou para nós. A mesma cama, o mesmo cobertor, a mesma janela. Aquele santuário que a vida lhe reservava sempre.

Dona Isaura correu fazer um chá de camomila que Helena tanto gostava. Tratou Helena como uma filha preciosa à beira de um parto. Comida farta e nutritiva. Descanso. Palavras doces. Nenhuma pergunta sobre Saul, apenas um silêncio respeitoso por ela. Seu Geraldo consertou coisas, preparou o berço improvisado. Deu vida infantil ao quarto. Comprou bonecas e ursos e espalhou cheiro de bebê pela casa.

A pequena Laura nasceu no dia 18 de setembro de 1983, pesando 2.200 kg. Nasceu em casa, com ajuda de uma parteira da vila. Foi difícil, longo, doloroso. Helena gritou, suou, lutou. Mas não estava sozinha. Dona Isaura segurou sua mão, enxugou sua testa, sussurrou palavras de incentivo. Quando o choro forte de Laura encheu o quarto simples, Helena chorou também — de alívio, de dor, e de um amor tão avassalador que apagou, por um instante, toda a traição de Saul. Era dela. Inteiramente dela. A pequena Laura.

Cuidar de Marcos e de Laura era a nova rotina de Helena. Amor e perda, vida e declínio, misturados no mesmo lar. Laura, com seus gritos fortes e seus olhos curiosos, representava a inocência, o começo. Marcos, com seu silêncio profundo e seus raros lampejos de reconhecimento, que agora incluíam o bebê. "Menina bonita," ele murmurava, às vezes, tocando o pezinho de Laura com um dedo trêmulo.

Saul nunca "avisou", nunca enviou dinheiro, nunca perguntou como Helena e Laura estavam. Nunca mandou buscar. Nunca deu notícias.

Helena cuidava com uma loba de sua cria. Afagava, beijava e ainda tinha tempo para cuidar de Isaura, Geraldo e Marcos.

O padrão se repetia. Mas a dor dessa revelação já era diferente. Não era mais a faca da traição íntima; era a confirmação de um lixo que ela carregara sem saber. Laura era a pérola preciosa que nascera do lodo.

O pequeno vilarejo chamado Vargem Bonita não a salvou de Saul. Salvou-a para Laura. Deu-lhe o chão firme para parir, o colo para chorar a traição e a rede de amor prático (comida, teto, cuidado) que permitiu que ela, Helena, se erguesse novamente. Não como a menina fugitiva, não como a empregada explorada, não como a amante abandonada. Mas como Helena, a mãe. A mulher que, mesmo com o coração marcado por abandonos, sabia que nunca mais estaria verdadeiramente sozinha. Laura era sua âncora, sua razão, seu futuro. E Vargem Bonita foi o útero que permitiu esse novo nascimento — o dela como mãe guerreira.

Após três anos em Vargem Bonita — anos de cuidar de Marcos em seu declínio silencioso, de ver Laura dar os primeiros passos entre as flores do jardim, de sentir o amor constante, porém cansado, de Dona Isaura e Seu Geraldo — Helena conheceu Eduardo.

Eduardo não era como Saul. Não apareceu com sorrisos fáceis e promessas douradas. Era um homem quieto, carpinteiro da vila ao lado, viúvo há alguns anos, com as mãos marcadas por madeira e perda. Conheceram-se na feira livre. Ele consertou, sem cobrar, a alça quebrada do cesto de Helena enquanto Laura, curiosa, observava seus dedos hábeis trabalharem.

Laura era uma menina linda, com cabelos finos e cacheados, olhos redondos e amendoados, e tinha uma cicatriz bem no meio da testa, registro de uma corrida no parque da cidade.

Eduardo chegou de mansinho, manteve por alguns meses um cortejo lento, respeitoso, feito de gestos práticos e silêncios compreensivos:

Eduardo não pressionou. Respeitou o muro invisível que Helena erguerá após Saul. Visitava aos domingos, trazia um pedaço de queijo fresco para Dona Isaura, um brinquedo simples de madeira que ele mesmo talhava para Laura (um cavalinho, um pião). Sentava-se no alpendre, conversava pouco, mas sua presença era calma, sólida.

Ele via as cicatrizes — físicas e emocionais. Via o cansaço nos olhos de Helena após uma noite sem dormir com Laura. Via o modo como ela protegia Laura, com uma ferocidade doce. Nunca perguntou sobre Saul. Nunca fez promessas grandiosas. Sua oferta era simples: companhia, mãos fortes para consertar o que quebrasse na casa, um ombro silencioso.

Laura foi sua ponte. Eduardo conquistou a menina curiosa com sua paciência infinita, ensinando-a os nomes das ferramentas, deixando-a "ajudar" com lascas de madeira inofensivas. Viu em Laura o reflexo da força e da doçura de Helena. Amar a filha era a chave para o coração da mãe.

Ele não tentou tirar Helena de Vargem Bonita. Integrou-se. Ajudou Seu Geraldo com a horta, ouvia as histórias de Dona Isaura sobre Marcos quando jovem, respeitou o ritmo lento e às vezes doloroso daquela casa que era um porto para almas cansadas. Tornou-se parte do tecido daquele lugar seguro.

Foi um afundar suave, não um salto. Um dia, após Eduardo consertar o telhado que gotejava sobre o quarto de Laura durante uma chuva forte, Helena lhe ofereceu um café, já no cair da noite.

Os velhos haviam se recolhido. Laura dormia. Ficaram sentados na cozinha quente, o silêncio confortável, apenas o tique-taque do relógio antigo e o cheiro de café fresco. As mãos deles se encontraram sobre a mesa de madeira desgastada. Não foi paixão arrebatadora. Foi reconhecimento. O reconhecimento de duas pessoas marcadas pela vida, que encontraram, na calma de um porto compartilhado, um porto menor, íntimo, apenas seu.

Saul construiu um castelo de areia de promessas. Eduardo ofereceu alicerces de gestos concretos e teve a paciência que Helena desejava. Saul tentou isolar, controlar. Eduardo respeitou os laços de Helena — com Laura, com os velhos, com seu passado.

Saul exigiu tudo rápido. Eduardo soube esperar, construir confiança tijolo por tijolo. Uma paciência sem limites que, no fundo, soava estranha.

Saul amou uma ideia de Helena (a forte, a lutadora) e rejeitou a realidade (a grávida vulnerável). Eduardo amou Helena inteira: a mãe protetora, a cuidadora cansada, a mulher com cicatrizes e sonhos adiados.

Helena não se envolveu com Eduardo como se envolvem os jovens apaixonados. Ela se permitiu confiar, um fio de cada vez. Permitiu que ele a ajudasse a carregar o peso — não para tirar o peso dela, mas para dividir o fardo.

Era manhã de domingo e Marcos piorou muito. Os momentos de lucidez eram raríssimos. Agora, precisava de ajuda para tudo, como um bebê grande e frágil. Eduardo, com sua força calma, ajudava Seu Geraldo a levantá-lo, a banhá-lo, preservando sua dignidade até o fim.

Já Laura florescia, uma criança inteligente e observadora, adorando "Seu Edu", seguindo-o como uma sombra no quintal. Helena via nela uma segurança que ela mesma nunca tivera na infância.

— Era assim que eu gostaria de ter recebido o amor da minha mãe, disse Helena para Eduardo.

— Você é uma mãe maravilhosa, preocupada, dedicada. Não sei como sofreu tanto?

Dona Isaura e Seu Geraldo envelheciam visivelmente, o peso de cuidar do filho e a idade cobrando seu preço. A presença estável de Eduardo era um alicerce extra para a casa.

Helena não encontrou um "felizes para sempre" romântico. Encontrou parceria, ajuda mútua e cuidado. Encontrou respeito. Encontrou um homem que não via Laura como um obstáculo, mas como parte essencial do amor que sentia por ela. Encontrou, finalmente, um porto que não a aprisionava, mas a ancorava para que ela pudesse ser forte — para Laura, para os velhos e, finalmente, para si mesma.

A vida em Vargem Bonita continuava sendo uma dança delicada entre a alegria da vinda de Laura, a dor do declínio de Marcos, o cansaço dos velhos e a construção lenta de um amor tardio. Mas era uma vida verdadeira. Sem máscaras. Sem promessas vazias. Com raízes profundas em um solo de bondade e aceitação.

Laura começou a ir na creche Silveira de Ávila. Ficava a poucos metros da casa do Sr. Geraldo. A antiga professora de Helena era uma doce professora aposentada, que ainda lecionava na escola e hoje cuidava de Laura. A professora via em Helena uma excelente aprendiz. Sabia que Helena sonhava em ser professora, tinha trancado a faculdade quando engravidou.

Helena lembrava dos planos para o futuro. Sentia o cheiro da cola e do giz de cera ao fazer as tarefas de casa com Laura. Será que poderia fazer um estágio na escola? Será que iriam me aceitar, sem eu ter me formado? Helena pensava dia e noite na possibilidade de ir falar com a diretora da escola.

Foi quando conversou com Dona Isaura, e ela disse que seria uma excelente oportunidade, e, aliás, Laura não dava mais tanto trabalho, poderia ficar com ela de manhã para que Helena fosse trabalhar.

Uma excelente ideia, Helena, vou conversar com minha amiga, que é parente da Sr. Helenita, que conhece a diretora.

— Puxa vida, Dona Isaura, eu não sei o que seria de mim sem a senhora. Sempre prestativa e carinhosa.

— Que nada, menina, desde que te vi descendo do ônibus, com aquela roupinha esfarrapada, eu vi a tua alma de amor e carinho.

Não passaram 10 dias e Helena já estava lá, estagiando na escola da Laura. Feliz, preparava as aulas, recordava as lições, planejava os cadernos, tudo com muita dedicação e talento, e ainda ficava perto de sua filha.

Desde que Saul a tinha abandonado, havia algo dentro dela que dizia: Não se apaixone mais. Os homens não prestam. Homens são abusadores e traidores. E a aproximação de Eduardo fez ela mudar de ideia aos poucos.

Helena envolvia-se cada vez mais com Eduardo. Ele a buscava na escola, levava Laura passear, organizava as ferramentas para o Seu

Geraldo, e aos poucos fez morada no coração de Helena. Helena só trabalhava dia e noite. Esqueceu-se de que é preciso se cuidar e se olhar.

Helena sentiu-se tonta numa manhã de segunda-feira, e já de sobressalto despertou um medo conhecido. Será novamente uma gravidez? O que será que eu comi? Olhou para Isaura com cara de assustada e disse:

— Não de novo, não!!!

— Por que Helena? Seu Eduardo é um homem trabalhador, por que ele seria outro Saul? Deixa que a vida lhe apresente novas oportunidades, você merece ser feliz, filha.

Isaura estava muito contente, porque mais uma criança iria alegrar ainda mais aquele lugar.

— Helena, não se preocupe, Eduardo é um homem muito responsável, não tenha medo, ele vai cuidar de você e de Laura para sempre.

— Nossa, eu passei por tantas dificuldades que parece que essa vida de contos de fada não é real e nem existe.

— A senhora é uma mulher de sorte. Encontrou o Seu Geraldo e estão juntos há mais de 40 anos. Isso sim, é um exemplo de amor em família.

Helena não esperou mais; o atraso menstrual e os sinais, agora já conhecidos, não deixaram Helena esperar. Seios inchados, sono frequente. Foi correndo à farmácia e, dessa vez, sem vergonha, afinal, ela tinha uma família.

No banheiro da farmácia, rapidamente Helena fez os procedimentos e, em poucos minutos, lá estavam os famosos riscos vermelhos escarlate. Saiu tão ansiosa que informou a boa nova para todos que estavam na farmácia.

Todos parabenizaram a nova grávida da localidade.

Desta vez, Helena não se deixou levar por ilusões. Eduardo era sólido, presente. Ele segurou sua mão e esteve firme nas decisões,

— Estamos esperando o nosso filho e eu sou o homem mais feliz do mundo — declarava Eduardo para Helena.

— Sim, Eduardo, juntos vamos formar nossa pequena família.

— Vamos comemorar?

— Sim, já avise o Seu Geraldo e vamos fazer aquele assado que você gosta. Passo na padaria e compro o doce de abóbora da Dona Isaura.

A notícia correu o bairro. Todos estavam felizes pela vinda de uma criança. Na escolinha, Laura contava para os amigos e enchia a sala de largos sorrisos.

Helena agora sentia-se segura, confortável. Eduardo alugou uma casa, pequena, mas agradável, próxima de Seu Geraldo, e convidou Helena e Laura para morarem juntos. A notícia foi comemorada por todos: uma nova família nascia, e Helena continuava a trabalhar na casa do Seu Geraldo para ajudar Marcos.

A gravidez foi tão tranquila que passou rapidamente. Laura curtia o barrigão da mãe e estava ansiosa para brincar com a irmãzinha. Durante o parto, seus olhos marejados ao ver a filha.

— É perfeita, Helena. Como tu.

Eduardo construiu um berço de madeira maciça. Clara encheu a casa de cheiro de bebê. Laura, agora com 3 anos, fascinada pela irmãzinha Clara, recém-chegada.

Helena recebeu todo o carinho no pós-parto. Estava junto com as filhas e Marcos todos os dias. E a família crescia e enchia as frestas de orgulho e amor.

Eduardo mostrava-se um pai amoroso. Curtia cada fase do crescimento de Clara. Helena cuidava das crianças e, à tarde, fazia estágio na escolinha da Laura. Dona Isaura cuidava de Clara como se fosse sua bisneta. A família seguia o fluxo do amor e do cuidado que tanto Helena sonhava.

Mas o demônio familiar de Helena não estava exorcizado. Após oito meses, quando Clara começava a engatinhar e balbuciar "papa", o chão desabou novamente.

Não foi com gritos ou maldades. Foi com um silêncio gelado. Eduardo começou a ficar mais tempo "no serviço". As desculpas eram vagas: "encomenda atrasada", "preciso resolver umas coisas na cidade vizinha". Os olhos, antes calmos, evitavam os de Helena. O toque, antes seguro, tornou-se raro, distante.

Um dia, voltou mais cedo. Não trouxe madeira nem ferramentas. Trouxe uma mala pequena, já arrumada.

— Helena... A vida aqui... está muito parada para mim. O trabalho está escasso. Apareceu uma chance boa, longe. Minas Gerais. Trabalho em uma marcenaria grande... Salário fixo, digno. É o que precisamos para este momento. A família é grande, e vocês precisam do meu sustento.

Helena segurou Clara com mais força, o coração virou um bloco de gelo. Ela já havia sentido o poder daquelas palavras. A dor da rejeição, do abandono, da traição e, agora, da deslealdade,

— E nós? Laura? E a nossa pequena Clara?

Ele olhou para as filhas — Laura observando, séria, como se entendesse mais do que devia; Clara, inocente, estendendo os bracinhos para ele. Seu olhar foi de culpa, mas não de arrependimento.

— Vou mandar. Todo mês. O que puder. Para as meninas. A ênfase em "para as meninas" era uma facada.

— Tu és forte, Helena. Sempre foste. Tu dá conta.

Foi o mesmo argumento de Saul, revestido de uma falsa admiração que doía mais. Helena não tinha forças para argumentar. Suas feridas de rejeição e abandono voltavam a sangrar.

Ele pegou a mala. Beijou a testa de Laura, que se encolheu. Acariciou a cabeça de Clara. Não tocou em Helena. Não pediu perdão. Não disse "eu te amo" pela última vez. A porta se fechou. O som foi o de um túmulo se selando sobre a confiança de Helena em amor algum que não viesse de sangue ou de doação extrema.

Helena encolhia-se. Fechava as portas novamente para o amor. O sentimento que parecia ter ido embora de raiva e ódio eram sensações que latejavam na sua mente novamente.

Naquele dia, Helena novamente prometeu que nunca mais iria acreditar em um homem, que todos eram irresponsáveis e covardes.

Dona Isaura e Seu Geraldo estavam aflitos com a partida inexplicável de Eduardo.

— Como assim, ir embora? Mas, ele não disse nada, Helena?

— Vocês estavam bem? Não via vocês discutirem?

— Foi o peso, Isaura, o peso da paternidade.

— Helena, você não pode sustentar as meninas sozinha. Você precisa cobrar o que é de direito das menores.

Helena buscou ajuda com uma advogada. Enfrentar a justiça seria a melhor forma de garantir os direitos das filhas, pois sozinha ela não daria conta. Não era por ela. Era pelas filhas que lutava. Uma voz interna ainda insistia nas desculpas. Para que entrar com uma ação? Como ele vai reagir? Que vergonha.

Helena precisava entender que filho não é brinquedo que a gente pode enjoar e deixar de lado. Que filho não é só responsabilidade da mãe. Helena viu sua mãe manter praticamente sozinha o lar quando seu pai ficou enfermo e sabia que a luta não era fácil.

Filho é responsabilidade para a vida toda. A decisão de ser pai ou mãe é a decisão de assumir um dever sem prazo de validade. Era muito importante que Helena entendesse que, independentemente das situações que a vida possa nos colocar, filho é feito por duas pessoas, e este jamais pode ficar sem o apoio moral, emocional e, sobretudo, financeiro de ambos os genitores. Ela, como mãe solo, não deveria carregar o fardo sozinha.

Os envios das pensões começaram a ser irregulares. Trinta por cento do salário-mínimo foi fixado para Eduardo. Quando vinham corretamente, era uma grande ajuda. Era uma quantia insultante, ridícula, que mal cobria o leite em pó de Clara. Helena não sabia ao certo em que ele estava trabalhando. Quando não se prova a capacidade, geralmente o juiz fixa o valor mínimo de pensão.

Saul foi rastreado, a contragosto, pela justiça (graças aos esforços de Dona Isaura e da professora rural, que encontraram o endereço com antigos amigos em comum). Ele foi condenado a pagar míseros

30%, porque, antes de tudo, aquele pouco já era tudo. Na carteira de trabalho, estava registrado um salário-mínimo, protegendo-o de uma condenação maior. Duas pensões, somadas, não chegavam a um salário-mínimo completo.

Laura perguntava: Mamãe, posso comprar aquela roupa da Barbie? Clara chorava de fome após mamar no peito já seco de Helena. Dona Isaura e Seu Geraldo dividiam o pouco que tinham, pois eram aposentados, e toda aposentadoria mal dava para custear os gastos com Marcos e os remédios.

O estágio na escola havia terminado. As pequenas plantações no pátio da casa do Sr. Geraldo já não davam tanto, e o peso de Marcos era cada vez maior, motivos que fizeram com que Geraldo e Isaura pouco ajudassem financeiramente Helena com as crianças.

Helena percorria quilômetros a pé para colher folhas de ora-pro-nóbis, fazer mingau de fubá para as filhas, vender os poucos ovos das galinhas que restavam para comprar leite em pó. Seu Geraldo ajudava Helena, e Isaura cuidava das crianças para que Helena pudesse fazer faxina na casa de conhecidos.

Roupas remendadas nas meninas. Sapatos furados. Remédios básicos. A vergonha no olhar de Laura na escolinha, quando as outras crianças tinham lanche melhor. O sentimento de fracasso que corroía Helena por dentro, mesmo sabendo que lutava como uma leoa. Muitas vezes, ela se perguntava onde foi parar a força daquela menina que queria ser professora. Por que foi se envolver com os homens que só mancharam de dor a sua vida?

Helena foi forte, era forte e seria forte ainda para realizar o seu sonho de ser professora.

Marcos partiu num outono frio. Foi um alívio e uma dor imensa. Alívio por seu sofrimento ter acabado, pela paz que finalmente lhe chegou. Dor por ver Dona Isaura e Seu Geraldo definitivamente curvados, como árvores sem seiva.

O pequeno cemitério de Vargem Bonita ganhou uma cruz de madeira simples. A casa, já pobre de recursos, perdeu sua razão de ser mais profunda. O cuidado com Marcos, por mais desgastante, era um propósito. Agora, restava a sobrevivência nua e crua das faxinas diárias para sustentar as filhas.

Helena olhou para suas filhas. Para os velhos arrasados. Para as pensões irrisórias que mal pingavam. A conta não fechava. Vargem Bonita não podia mais sustentá-las. O amor de Dona Isaura e Seu Geraldo era infinito, mas os recursos, não. O pequeno salário de aposentadoria não daria para que as cinco vivessem naquela casa. Era hora da partida novamente.

Helena não era mais aquela menina cheia de vida que partiu para o Rio de Janeiro. Agora, era uma mulher com 24 anos e duas filhas no colo.

Foi Dona Isaura, com os olhos secos de tanto chorar por Marcos, quem falou a dura verdade:

— Filha, tu tens que ir. Buscar uma vida melhor para essas meninas. Aqui… aqui só tem passado agora.

De volta para a estrada

Deixar Vargem Bonita novamente foi despedaçar o coração. Dona Isaura e Seu Geraldo, encolhidos na varanda, pareciam estátuas de dor. Laura chorou sem parar. Clara, assustada, agarrou-se ao pescoço da mãe. A viagem de ônibus foi um pesadelo silencioso.

Helena conseguiu uma vaga para trabalhar de babá e empregada doméstica na cidade, na casa de uma família de posses.

Ajudante geral significava: acordar antes do sol, limpar uma casa enorme, lavar, passar, cozinhar, cuidar de crianças alheias, enquanto as suas ficavam sozinhas. Saul e Eduardo mal ligavam, não se interessavam pela educação e as necessidades das crianças. Apenas depositavam a porcentagem da pensão, e há meses, nem um pingo de dinheiro caía na conta.

O salário agora era um pouco melhor que as pensões somadas, mas incluía um quartinho minúsculo nos fundos do quintal, água e gás, um cubículo de concreto, frio no inverno, quente no verão. Mas cabiam as três. Era o essencial.

Acordar às 6h. Tomar um café rapidamente, colocar as roupas de molho, porque não tinha máquina de lavar roupas. Apressar-se a pé para iniciar o trabalho. Lavava roupa, limpava a cozinha. Acordava as crianças da casa para a escola.

Já Laura e Clara ficavam trancadas no pequeno quartinho, com um pote de biscoitos, às vezes um pão, esperando. O medo de um acidente, de um incêndio, a corroía. Volta e meia Helena corria para ver como estavam as meninas. Ora, choravam, ora queriam só um abraço e brincar.

Na parte da tarde, as meninas frequentavam a escola municipal, e Helena as levava e buscava. Nesse meio tempo, a tarde era interminável, lavar montanhas de roupa à mão ou na máquina barulhenta. Passar pilhas imensas. Esfregar chão, limpar vidros enormes. Preparar o café da tarde. Lavar a louça interminável. Cuidar das crianças da patroa após a escola — vê-las brincar com brinquedos caros, enquanto imaginava Laura e Clara entediadas no quartinho. Sentia um nó de inveja e culpa.

Correr para o quartinho nos raros intervalos. Dar um abraço rápido. Trocar uma fralda. Ouvir Laura contar algo num sussurro. Almoçar em pé, rápido, com as sobras frias da família.

Após servir o jantar e limpar tudo, finalmente livre para suas meninas. Banho rápido no tanque. Jantar simples, macarrão, ovo, salsicha — o que sobrava do salário. Carne era raridade. Colocar para dormir no beliche apertado. Contar histórias com voz rouca de cansaço. Estudar um pouco com Laura à luz de uma vela (a luz do quartinho era fraca). Adormecer exausta, o corpo doía como no tempo das panelas grandes, mas a dor era maior por dentro.

Cada centavo era contado. Leite em pó, fraldas (quando possível), material escolar de Laura, remédios para Clara. Nada para ela. Nada de roupas novas, nada de cinema, nada de sonhos pessoais. Seus sonhos eram Laura e Clara. Ver Laura aprender a ler. Ver Clara dar os primeiros passos longe daquele quartinho.

As mãos de Helena, já marcadas por panelas de ferro grandes, sabão de professora, água quente de restaurante e madeira de Eduardo, agora eram mãos de mulher-lobo. Trabalhavam 12 horas por dia. Segurava panelas pesadas, esfregava chão, acariciava rostos de crianças alheias e abraçava suas filhas com a mesma força ao final do dia – uma força que vinha do fundo de uma alma que se recusava a quebrar.

Um coração partido em três: um pedaço com Laura; outro com Clara, rezando por sua saúde frágil; e um terceiro, pequeno e cansado, sustentando a máquina de sobrevivência que seu corpo se tornara. Não havia espaço para autopiedade, para raiva prolongada, para o luto por si mesma. Só para o amor feroz e a luta diária.

Helena não era mais a menina fugitiva, a explorada, a abandonada. Era a Mãe-Terra. O Rochedo. A força bruta da natureza moldada em forma de mulher, carregando o peso de gerações de sofrimento e transformando-o, gota a gota, de suor, lágrima roubada e leite materno aguado, na possibilidade de um futuro diferente para Laura e Clara. Seu corpo era uma paisagem de cansaço, mas seu espírito, forjado no fogo de incontáveis abandonos e na ternura inesperada de Vargem Bonita, era inquebrantável. Ela sabia, no fundo do osso, que enquanto respirasse, suas filhas teriam uma chance. E isso bastava. Era sua única e imensa vitória, conquistada a cada minuto do dia infernal que escolheu enfrentar por amor.

Os anos foram se passando e Laura já tinha 14 anos, uma menina linda, cheia de vida, ajudava a mãe com a Clara, que tinha 11 anos, e ganhava uns trocados, fazendo sucos de frutas para vender na vizinhança.

Com o pouco que guardaram, compraram uma bicicleta, trocaram o jogo de quarto e ainda fizeram reformas na pequena casinha que receberam do programa social do município.

Laura sempre gostou de praticar esportes. Na escola, sempre foi a primeira a organizar os times. A professora de educação física dizia que ela tinha tino para o esporte. Competitiva e desafiando-se, tinha liderança na equipe e sempre encontrava uma maneira de envolver toda a turma nas gincanas.

— Confie no seu instinto, filha. Amor não dói, não aprisiona, não humilha. Quando você for amar alguém, cuidado, preste atenção no que ele faz e não no que ele diz.

Helena sempre aconselhava Laura, pois ela já estava perto dos 15 anos e um namoradinho ou outro poderia aparecer a qualquer momento. Helena não queria que suas meninas sofressem por amor. Não desejava esse destino para suas filhas.

Já Clara era doce, seduzida não por maldade, mas pela ilusão de afeto – atenção, beijos roubados, promessas de "para sempre". Clara participava bastante das atividades extracurriculares e tinha muitas amigas na rua.

Os dias de inverno chegavam rasgando. O vento forte uivava lá fora. Helena buscava as filhas na escola a pé e sentia por não poder oferecer mais conforto para suas meninas.

Laura crescia como uma abóbora. Terminou o ensino médio, descobriu-se na educação física e começou uma nova jornada. Estudava à noite e trabalhava em uma empresa de costura durante o dia.

O pouco que ajudava em casa facilitava as finanças e uma parte, ela guardava para comprar seus desejos de mulher. Uma blusa, um vestido, um perfume. Laura sempre foi a preocupação de Helena. As duas se confrontavam pelos pensamentos diferentes, mas, no fundo, Helena só queria proteger a filha do mundo sombrio dos homens.

Conversa vai, conversa vem, a rotina se desenrolava.

Helena foi chamada na escola porque Clara estava se atrasando para o início das aulas.

— Como está a Clara, Helena? Ela está chegando sempre atrasada na escola.

— Mas, eu coloco o despertador, vou conversar com ela.

Helena, confusa e cheia de vergonha, espera Clara voltar da escola para investigar o motivo dos atrasos.

— Clara, fui chamada na escola hoje. Que horas você chegou?

— Na mesma hora de sempre, mãe.

— Como assim? A professora disse que você chegou às 08:30h três vezes. Onde você anda, Clara?

Helena, já perdendo a paciência, começa a relatar o exemplo de Laura, que nunca deu problemas, e ela estava mentindo ao dizer que chegou no horário. Clara, de canto de olho, dirigiu-se ao quarto e bateu à porta, derrubando o quadro que estava pendurado do outro lado da parede. As paredes eram finas, com frestas largas, que permitiam ver do outro lado se alguém espiasse de perto.

Helena estava vermelha e irritada, com as veias saltando na lateral do pescoço, e começou a gritar:

— Volta aqui, Clara, não me deixe falando sozinha. A partir de hoje, por uma semana, sem sair de casa, você está de castigo. E se as professoras me chamarem novamente na escola, eu te troco de turma.

— Me deixa em paz, mãe! — falou Clara, cobrindo o rosto com o travesseiro.

Helena já estava atrasada para o trabalho da tarde, pegou sua bolsa e saiu correndo, sem perceber o tijolo que segurava a porta, batendo o dedinho do pé, saiu gemendo e falando uns palavrões que nunca havia dito.

— Filha da puta, dessa porta, caralho, que dor! — pensou ela em silêncio.

Clara estava passando pela adolescência, com 14 anos, achava que o mundo era um mar de rosas. Tinha vontade de realizar seus sonhos sozinha, falava pouco e contava suas ideias em casa.

O desejo de experimentar o novo despertou na jovem uma paixão de adolescência. As grandes mudanças físicas, emocionais e sociais estavam à flor da pele, e as cartinhas começaram a surgir, escondidas no caderno.

Helena, sempre preocupada com Laura, esquecia que Clara já tinha 14 anos. Mas Clara sempre foi quieta, no canto, nunca se envolvia em brigas. Já Laura, sempre foi dinâmica, reunia a galera, jogava voleibol na quadra da escola dia sim, dia não. A preocupação era com Laura. Helena não queria que as meninas passassem pelo que ela passou.

Mas a história gosta de repetir o que não foi curado.

— Clara, o que é essa carta de amor no seu caderno de Matemática? Quem é esse tal de Lucas? Você nunca me falou?

— Não é nada, mãe — respondeu Clara. — Como assim, não é nada? O menino manda uma declaração de amor para você e não é nada?

— Normal, mãe.

— Para mim, não é normal. Clara, quero que você me conte as coisas, não me esconda nada, senão vou buscar informações.

— Mae, Puxa vida! Você nunca vai confiar em mim, né!

Clara pega sua mochila e sai correndo até a porta. Helena fica falando sozinha.

Helena, já com 33 anos, está cansada até a medula, com os ossos rangendo de anos de trabalho brutal. Seu coração já foi marcado por tantas traições. Agora, ela precisa ter prudência para educar, estabelecer limites e não afastar as filhas.

Clara fará 15 anos no mês de dezembro. A família toda está feliz e organizando um almoço surpresa. Helena enviou convites para Seu Geraldo e Dona Isaura. Seu Geraldo comprou uma bicicleta que Clara desejava muito. Dona Isaura vai fazer o bolo e a maionese. Helena convidou suas duas melhores amigas, Bruna e Cláudia, para o almoço. Será um almoço surpresa, pois Clara não gosta muito de comemorar seu aniversário. Foram tantas datas sem o pai presente que a menina cresceu odiando datas comemorativas, pois sempre faltava a figura paterna.

Helena acordou cedo, limpou a casa, esfregou as roupas e as estendeu no varal. Estava um dia lindo, com sol que ardia às nove horas da manhã. Ao entrar na cozinha, colocou as cenouras e a beterraba para cozinhar. Picou cebola, alho, pilou os temperos, um pouco de salsinha, refogou tudo e jogou na panela pequena sem cabo, usando tudo o que tinha na geladeira: milho, bacon, pimentão verde e vermelho. No final, misturou a farofa em flocos grandes que Clara adorava.

Laura limpou as cadeiras e começou a encher os balões. Em conversa com a mãe, encostada no canto da prateleira, disse que estava gostando de André, um homem charmoso, trabalhador, filho da Dona Judite, que morava na outra esquina. Os dois faziam curso de educação física e já estavam namorando há 15 dias. Helena ficou surpresa e deixou de lado a faca que estava cortando as cenouras em rodelas.

— Como assim, namorando, Laura?

— Sim, mãe. Ele é muito querido e me ajuda nas tarefas. Ele sempre olhava para mim, mas eu não correspondia. Achei que poderia dar uma chance, afinal, minhas amigas estão todas namorando.

— Meu Deus, já não basta a preocupação com a Clara, agora você me vem com essa notícia. Bom, diga para esse tal de André que quero falar com ele o mais rápido possível. Você o convidou para vir hoje?

— Não, não sabia se podia.

— Então, é uma boa hora, assim, todo mundo já conhece quem é esse sujeito. Avise-o para vir comer um pedaço de bolo. Vou analisar como ele é e quais são as intenções dele com você.

— Beleza, mãe. Mais tarde, eu vejo. Ele é meio tímido; é capaz de não querer vir porque vai ter muita gente.

— Aqui é assim, Laura, namorar só aqui em casa, não quero ver você saindo nos cantos com ninguém. Você já sabe como fala essa vizinhança, né? E se ele quer mesmo ficar com você, uma hora ou outra, vai precisar pôr a fuça aqui em casa.

— Menos, mãe, menos...

Clara ainda estava dormindo e tudo já estava sendo preparado. Dona Isaura já tinha chegado com uma vasilha de inox enorme de maionese, que dava para sustentar o bairro inteiro. Seu Geraldo, todo orgulhoso, deixou a bicicleta fora de casa com um laço rosa enorme, e na sacola trouxe laranjas, ovos frescos, suco de uva e uma melancia recém-colhida. Helena colocou seu vestido de renda azul claro, que combinava com as sapatilhas douradas. Cabelo preso, feito um coque bem alto, onde ressaltava seu olhar puxado e as sardinhas, que davam um ar de queimado pelo sol.

Clara acordou, sonolenta, esfregou os olhos e sentiu um silêncio estranho no ar. Desceu da cama, colocou o pé direito no chão, uma superstição ensinada por Dona Isaura. Foi ao banheiro, escovou os dentes, olhou bem para seus olhos e sentiu uma dor estranha no estômago. Lembrou-se do que havia comido no jantar e pensou que poderia ter sido cachorro-quente. Lavou o rosto, penteou seus cabelos longos e encaracolados e passou um leve batom rosa. Ao sair do banheiro, chamou sua mãe:

— Manhê... Manhê... não escutou barulho nenhum, e começou a ficar angustiada. Será que esqueceram do meu aniversário e foram à missa? Mas já passam das 10h da manhã, a missa já deve ter terminado.

Clara foi saindo do quarto e, ao adentrar na sala, ficou emocionada ao ver a família cantando parabéns, emocionada, abraçou todo mundo.

— Eu não acredito que vocês fizeram tudo isso e eu não percebi. Eu sabia que tinha algo estranho, mesmo, muito silêncio nesta casa.

Dona Isaura logo foi abraçando a menina dos cachos e disse:

— Ela é toda minha, uma boneca desde pequeninha. Parabéns, querida, que os anjos sempre te abençoem.

Dona Isaura puxou um pacotinho de presente do bolso direito do casaco amarelo com papel laminado vermelho e uma fita branca. "Este é para você." Clara abriu e ficou maravilhada com o brinco de borboletas com pedrinhas rosa.

— Muito obrigada, Dona Isaura, eu amo muito a senhora.

Todos abraçaram e beijaram Clara, e o Seu Geraldo, de longe, acompanhava a menina, encostado na porta da cozinha. Com um olho, observava Clara, e com o outro, cuidava da bicicleta. Clara chegou perto e levou um susto ao ver o tamanho do laço.

— Nossa Senhora, Seu Geraldo, não acredito, a bicicleta que eu queria.

— E pra você, menina, nós amamos muito você. Espero que você se divirta dando muitas voltas.

No almoço, a mesa era farta, com sorrisos, gargalhadas e muitas novidades no ar. Helena contou que Laura estava namorando um tal de André, e todos começaram a tirar sarro dela.

— Hum...namoradinho...

— Como ele é? Bonito?

— Traga para nós vermos! Se a Dona Isaura aprovar, tudo bem — disse Clara, toda enciumada.

— Chega de bobeira, gente, senão ele não vai vir conhecer vocês, ele é muito envergonhado — disse Laura, gesticulando sobre a mesa.

— A conversa está boa, mas está na hora da sobremesa — disse Helena.

Dona Isaura rapidamente foi até a geladeira e trouxe um bolo quadrado enorme, com morangos e muito glacê. O bolo era de chocolate com nozes e creme de quatro leites, uma receita antiga de sua mãe. Seu Geraldo, preocupado com as velas em cima do bolo, disse:

— Tragam as velas, coloquem no bolo para que Clara possa fazer seu pedido. Pedido de 15 anos é uma ordem!

Laura pegou as velas rosas e centralizou no bolo. Pegou o isqueiro e acionou a válvula três vezes para baixo, mas nada pegou fogo na vela. Seu Geraldo, zombando de Laura, disse:

— Nem sabe acender um isqueiro e já quer namorar... kkkk

Risos e mais risos.

Após cantar os parabéns, Helena começou a se arrumar para registrar o momento. Primeiro, tirou uma foto sozinha com Clara; depois, com Laura e Clara; depois, com Laura, Clara e Helena; depois, com Clara e as amigas Bruna e Cláudia; depois, com Seu Geraldo sozinho; Clara e Dona Isaura; por último, os três juntos. Clara já estava cansada das fotos, quando Helena gritou:

— Não, filha, agora você tira umas sozinha, se ajeita ali do lado que vamos tirar. Arruma essa franja, coloca a mão na cintura, dá um sorriso lindo.

— Chega, mãe, não aguento mais.

— Pare, filha, 15 anos é uma vez na vida.

Laura, com a máquina na mão, começou a tirar fotos de Clara ao redor da mesa com o bolo, de lado, sorrindo, mexendo no cabelo, quando, de repente, Clara caiu no chão, desmaiada, deixando todos preocupados e assustados.

— Meu Deus! — gritou Helena. — Segura ela, Seu Geraldo.

— Clara, Clara! Escuta a mãe.

— O que será que aconteceu? Será que ela ficou tonta de tantas fotos? — disse Dona Isaura.

— Vamos levá-la ao pronto-socorro. Ela estava mesmo amarela hoje.

Laura foi ao pátio e chamou o vizinho. Seu Zé era muito prestativo, cuidava da vendinha ao lado da casa de Helena.

— Socorro, socorro! Seu Zé, nos ajude a levar a Clara para o posto de saúde urgente.

— O que houve, Laura?

— Ainda não sabemos. Ela desmaiou do nada.

Colocaram Clara no carro, ainda aturdida pelo desmaio. Ela sentia-se atordoada e estava mais branca que vestido de noiva. Seu Zé aproveitou para dar os parabéns a Clara, mas ela mal escutava o barulho do vento batendo na janela do carro. Chegando ao posto de saúde, Clara foi recebida por dois enfermeiros, que pediram para ela se sentar e aguardar a chegada do médico de plantão.

Enquanto o médico não chegava, o enfermeiro fez a anamnese inicial da paciente, com a descrição dos dados pessoais, monitorou os sinais vitais, aferiu a pressão, que estava 12X6, e logo levou Clara para a sala ao lado. Helena quis entrar junto, mas Clara colocou a mão no ombro dela e disse que não precisava. O médico chegou e começou o relatório:

— Boa tarde, para essa menina que hoje está completando 15 anos. Meus parabéns! Deve ter sido muita emoção para desmaiar assim.

— Sim, doutor. Eu já acordei meio enjoada hoje, e o barulho das pessoas e as fotos me deixaram tonta.

— Você tem glicemia baixa, falta de apetite, problemas cardíacos, pressão baixa frequente?

— Não, doutor. Foi a primeira vez que desmaiei — falou Clara, baixinho, com os olhos semicerrados.

— Pois é, inicialmente, está tudo correto, mas preciso tirar uma dúvida. Você tem alguma possibilidade de estar grávida?

— Como...! — Clara respirou fundo e fixou o olhar no jaleco branco do Dr. Maurício.

— Sim, Clara, você já teve alguma relação sexual nos últimos meses?

Clara estava sozinha na sala, ficou pálida e calou-se por completo. O médico observou a reação da jovem menina e deu-lhe um forte abraço, dizendo:

— Menina linda, namorar não é como brincar de casinha.

Clara virou o rosto, com os olhos cheios de lágrimas, e disse ao médico que estava saindo com um menino, mas sua mãe não sabia e ela não queria contar. No entanto, ela tinha certeza de que não seria nada sério, pois havia transado apenas uma vez.

— Clara, vamos fazer o exame primeiro. Não vamos complicar ainda mais a situação de forma antecipada, mas saiba que existe a possibilidade de gravidez sempre que há relação sexual desprotegida, independentemente de ser a primeira vez ou não.

Clara perguntou baixinho:

— E agora, Doutor?

— Eu vou chamar a enfermeira para coletar o seu sangue, e em menos de 30 minutos ficará pronto o resultado. Vamos aguardar o resultado para contar para sua mãe. Enquanto isso, você ficará aqui sob minha observação. Mas, você precisa me prometer que, independentemente do resultado, terá uma conversa franca com sua mãe e fará consultas ginecológicas frequentes. Clara, você precisa saber que sexo sem proteção não traz apenas o risco de uma gravidez indesejada, mas também o risco assustador de infecção por doenças sexualmente transmissíveis, que podem levar a problemas sérios, como HIV, sífilis, HPV.

A enfermeira bateu na porta, entrou e pediu para que Clara se sentasse e esticasse o braço direito. Suas veias estavam desaparecidas. Ela tentou de um lado e de outro, e a enfermeira pediu para que Clara movimentasse um pouco os braços para reativar a circulação sanguínea. A enfermeira retirou a agulha até a superfície, movimentou e inseriu novamente para encontrar a veia. Clara gemia de dor.

— Relaxa, Clara. Respire fundo e fique tranquila, senão hoje não vamos sair daqui.

Clara olhou para o lado esquerdo, observou uma borboleta amarela que entrou na sala, e a enfermeira conseguiu tirar o sangue. Aproveitou também para fazer o hemograma completo. O Dr. Maurício pediu que Clara se levantasse e aguardasse do lado de fora da sala.

— Filha, como foi? O que o Dr. Maurício disse?

— Nada ainda, mãe, ele só pediu para fazer um exame e aguardar.

Clara mal olhava para sua mãe. Não tinha coragem de dizer o que o médico estava presumindo. No seu silêncio, recordou a jornada de sua mãe, as dificuldades que passaram juntas e agora ela poderia passar por algo parecido.

Passaram-se 20 minutos.

Passaram-se 40 minutos. E Clara, andando de um lado para o outro, estava muito ansiosa, falava pelos cotovelos e reclamava de ter que passar metade do seu aniversário em um hospital.

Lá pelas 16h, o médico chamou Clara e Helena. Clara olhou assustada para a mãe, como se já soubesse o resultado. Clara não quis entrar na sala, foi se encostando atrás de sua mãe e sentiu sua garganta fechar.

— Doutor, estou muito preocupada, que exame é esse que estamos esperando? Clara já está melhor, acho que só ficou meio tonta de tanto tirar fotos.

— Pois é, Helena, superficialmente Clara está bem, mas eu precisava saber se outra pessoa também está bem.

— Como assim, Doutor? Helena congelou e agarrou as unhas na renda do vestido.

Dr. Maurício coçou a cabeça, ajeitou as canetas na mesa e apresentou o teste positivo de gravidez de Clara para Helena, que rapidamente, assustada, ergueu os olhos com uma expressão de tempestade.

— Clara, você não me falou, eu pedi tanto e agora... escolheu tudo isso: acordar às 3h da manhã, ver seus sonhos virarem pó, passar fome para pagar remédios, fraldas, roupas. Isso é a sua escolha, filha?

Clara ficou muda e começou a chorar, um choro tão profundo que soluçava.

— Não escolhi isso, mãe, aconteceu, e agora o que eu faço?

Helena estava sendo confrontada com a crueldade suprema: ver sua filha repetir o ciclo, apesar de todos os seus esforços.

Helena não gritou. Não culpou Clara com fúria (embora uma onda de raiva e desespero a tivesse arrasado por dentro). Sentou-se na cadeira do acompanhante, segurou as mãos geladas da filha adolescente aterrorizada e chorou. Chorou pela inocência perdida de Clara. Chorou pela carga imensa que caía sobre os ombros delas. Chorou por sentir, no fundo, que falhara. Onde errou? Explicou demais para uma, de menos para a outra? Não viu os sinais? O cansaço a cegara?

— Mamãe... você me odeia?

O sussurro de Clara, cheio de culpa e medo, quebrou Helena ao meio e fez ver a cara de sua mãe, Maria, que há muito tempo não tinha notícias. Ela ergueu o rosto, os olhos vermelhos, mas a voz firme como a rocha que sempre foi, e disse:

— Odeio? Jamais, minha filha. Odeio quem te abandonou. Saul também disse que me amava... Eduardo jurou que ficaria junto e cuidaria de você e Laura. Odeio a injustiça. Mas você? Você é minha luz. E essa criança que vem aí... também será.

O abraço foi apertado, úmido de lágrimas misturadas. Era o pacto. Não de conivência, mas de aceitação e luta renovada. Helena disse:

— Filha, quem é o menino?

— Pedro, filho da Professora Teresa.

— Quantos anos ele tem?

— 15 anos, mãe.

— Jesus amado... duas crianças.

Clara vê as cicatrizes nas mãos de Helena — do convento, das panelas, das noites lavando as roupas alheias. Pega as mãos e as pressiona contra o seu rosto e diz:

— Mãe, me perdoa!

— Meu amor... meu medo não é por mim... é pelo teu destino. As tuas mãos ainda não têm cicatrizes, e eu queria poupá-las.

Helena não chorava pela gravidez da filha. Chorava porque sabia que algumas escolhas são feitas de osso e sonho, mas o mundo as recebe com lágrimas.

Ao sair do Posto de Saúde, Helena pede para que Clara chame Pedro para conversarem com elas. Queria saber quem era o menino que iria ser o pai daquela criança. Clara enxugou as lágrimas e ligou para Pedro, dizendo que precisava falar urgentemente com ele. Pedro atendeu o telefone, estava assistindo TV, e disse que em meia hora estaria na casa de Helena, quando terminasse a partida de videogame.

Pedro chegou acuado, não sabia do que se tratava o assunto urgente. Usava calça larga, tênis rasgado, boné virado. Puxou Clara para o canto e cochichou no seu ouvido, dizendo que ainda não iria oficializar o namoro, que era muito cedo ainda. Acanhado, chegou perto de Clara e pediu o que a mãe dela queria às 16:00h da tarde. Helena se afastou do casal de jovens, e Pedro aproveitou para falar com Clara sozinho:

— Eu disse que eu não queria comer bolo, Clara, não queria ver todo mundo hoje.

— Pedro, o negócio é mais complicado do que você imagina.

— Hoje, na hora de cortar o bolo, eu desmaiei e passei mal. Me levaram para o pronto-socorro, e você não imagina o que aconteceu...

Helena chega na sala cortando a conversa e pede para Pedro sentar ao redor da mesa da cozinha. Alguns copos jogados, pratos de bolo sujos, garfos pelo canto, toalhas jogadas, alguns balões estourados. Salgadinhos frios em cima da mesa. Helena, com a voz firme, diz:

— Qual é a intenção com minha filha, Pedro?

— A melhor possível, senhora. Mas por que essa pergunta agora? Eu e Clara estamos nos conhecendo ainda.

Pedro falava pausadamente, com a voz tremendo, e o pé esquerdo batia ligeiramente no chão do assoalho, fazendo barulho. A porta da cozinha se abriu, e Dona Isaura e Seu Geraldo chegaram querendo saber o que o médico havia dito.

— Pois é, mas vocês andaram se conhecendo muito bem — diz Helena, erguendo a sobrancelha e em voz alta.

Seu Geraldo e Dona Isaura perceberam o momento complicado e esperaram para ver o que acontecia.

— Mãe, vai com calma — diz Clara, começando a chorar.

Dona Isaura derruba uma xícara na cozinha e pede desculpas, mas Helena já os convida a entrarem na sala. Seu Geraldo pede licença e percebe que a conversa estava tensa.

— Por que, Dona Helena? Pedro disfarça, não sabendo exatamente o que estava acontecendo.

— Olha esse teste aqui. Leia e depois me explique.

Pedro fica branco. Conforme vai lendo o positivo do teste beta hCG, olha fixo para o papel e depois para Clara. Pedro não tinha voz, tremia como uma vara verde. Não sabia se falava ou saía correndo.

— Então, Pedro, já que vocês já se conhecem bem, agora vão se conhecer ainda mais. Quero falar amanhã cedo com seus pais.

— Pedro, assustado, confirma com a cabeça e levanta do sofá, olha fixamente para Clara e se despede.

Pedro saiu com a cabeça baixa, não disse adeus, muito menos deu um abraço em Helena. Fez de conta que não viu Seu Geraldo. Aquele foi um dia que ficaria marcado na vida dos dois jovens.

ASSUMINDO UM FARDO DO IMAGINÁVEL

Helena, a mulher que já era mãe solo de duas crianças, transformou-se instantaneamente em protetora de três.

Laura precisa de apoio para não desistir dos estudos, para não se perder na raiva pela irmã ou no medo do futuro. Precisa de esperança.

Clara, grávida aos 14 anos, precisa de acompanhamento pré-natal (quase inacessível), de cuidados especiais, de apoio psicológico e de proteção redobrada contra o julgamento do mundo. Precisa aprender a ser mãe, ainda criança.

A família de Pedro, apesar da surpresa, desejou a gravidez de forma leve e tranquila, mas o peso de gestar e de ver os sonhos adiados ficava com Clara, uma menina que se tornara mãe cedo demais.

Dona Isaura e Seu Geraldo fizeram festa com a notícia. O sorriso não cabia no rosto. Os meses foram passando e Clara fazia as consultas de rotina. O bebê crescia e a ansiedade aumentava para saber o sexo. O casal decidiu não ficar juntos devido à idade, mas Pedro estaria presente e ajudaria como pudesse. Na escola, Clara era cuidada por todos. Fazia uma tarefa em casa, substituía uma prova por um trabalho, e toda a comunidade escolar ajudava para que Clara não perdesse o ano.

Helena, atirada na máquina de costura, fazia toquinhas, meias, sapatinhos e cachecóis, tudo na cor neutra. Pedro entra na sala e, ansioso, pergunta a Clara quando será o dia do ultrassom para ver o sexo do bebê. Clara sinaliza que na próxima terça-feira. Pedro estava contando os dias.

— Pare de andar de um lado para o outro e ajude um pouco. Costure esse botão na manta do bebê.

Pedro fica parado e desorientado, nunca havia pegado uma agulha na mão.

— Pois é, Pedro, é bom começar a aprender, porque costurar um botão é mais fácil do que embalar uma criança a noite toda.

— Na primeira madrugada em claro, ele foge, mãe — disse Clara, ouvindo a conversa do outro lado da sala.

Beatriz nasceu às 07:30h da manhã. Uma bebê que chega a um lar sem muitos recursos, sem muito espaço. Helena será, na prática, a segunda mãe — ou muitas vezes, a primeira. Trocará fraldas, acordará de madrugada, sustentará nos braços enquanto Clara estuda ou descansa (quando puder).

Beatriz nasceu frágil e pequenina. Nasceu de parto normal. Sofreu ao nascer. A dor da jovem Clara era ouvida nos corredores desde a madrugada do dia anterior ao nascimento. Clara deu entrada no hospital às 23h30. Uma menina que deveria ter parto cesárea experimentou na pele o descaso do sistema de saúde pública. Não tinha doula. Não tinha plano de saúde. Não tinha quarto particular. Tinha apenas a rede pública. Contava com uma enfermeira e Helena, pois a médica que faria o parto chegaria mais tarde, quando o bebê estivesse nascendo. Já era previsto, horas de sofrimento. Passou a madrugada gemendo de dor. Sentia medo, aflição, chorava e implorava para que tudo aquilo terminasse logo.

— Mãe, por favor, pede para parar! — dizia Clara, implorando por uma cesárea.

Clara fechava as pernas. Sentia a dor maior do mundo. Seus órgãos internos estavam dilacerados. A dor nas costas, que descia pelo abdome, era intensa. Clara era miudinha, e seu corpo todo se abria para a vida. Ela não recebia analgesia, sentindo na pele a dor que dilacerava aos poucos.

— Filha, o bebê encaixou, não há mais como voltar atrás — dizia a mãe.

Fora do quarto, Pedro andava de um lado para o outro. Assustado com os gritos de Clara, pedia pela médica o tempo todo, mas ninguém o atendia. A mãe de Pedro rezava um Pai Nosso atrás do outro, sem cessar, aguardando pela misericórdia divina.

A bolsa amniótica não rompia, e a dor era intensa.

A enfermeira não conseguia fazer Clara progredir no parto e dizia frases intimidadoras:

"Na hora que você estava fazendo, você não estava gritando desse jeito, né?"

"Não chora não, porque no ano que vem você está aqui de novo, se não se cuidar".

"Se você continuar com essa frescura, não vou te ajudar, e vai ficar cada vez pior".

"Cala a boca! Fica quieta, senão vou te furar toda".

Helena reclamava e insistia para que chamassem a médica. Passaram-se horas até que trocou o turno da enfermeira. Com a graça divina, Deus colocou no caminho de Clara e Beatriz um anjo. A nova enfermeira, mais experiente, acalmou Clara, pediu para ela respirar, e lentamente Clara foi soltando o quadril para que Beatriz nascesse. A enfermeira mais velha, cheia de experiência, introduziu uma agulha fina na vagina de Clara e estourou artificialmente a bolsa amniótica, acelerando o trabalho de parto e aumentando as contrações. As dores eram tão intensas que Clara rasgava o lençol. A cabeça do bebê estava abaixo da pelve. O Senhor, que estava hospitalizado na cama ao lado, implorava por justiça ao ver o sofrimento de Clara.

— Se fosse minha filha, eu chamaria a polícia. Que injustiça ver essa menina sofrer tanto! Meus Jesus.

O parto e o nascimento de um filho são eventos marcantes na vida de uma mulher. Infelizmente, muitas vezes, são relembrados como experiências traumáticas, nas quais a mulher se sentiu agredida, desrespeitada e violentada por aqueles que deveriam estar lhe prestando assistência. A dor do parto, no Brasil, muitas vezes é relatada como a dor da solidão, da humilhação e da agressão, com práticas institucionais e dos profissionais de saúde que criam ou reforçam sentimentos de incapacidade, inadequação e impotência da mulher e de seu corpo.

O parto, especialmente em adolescentes, pode ser uma experiência emocionalmente intensa, devido ao medo da dor, do desconhecido e da responsabilidade da maternidade. De acordo com estudos, o parto pode ser traumatizante para algumas mulheres, resultando em estresse pós-traumático e outras repercussões na saúde mental.

Beatriz nasceu com sequelas.

Levar Beatriz às consultas semanais é a nova rotina de Helena. Correr para comprar fraldas, leite em pó. Estudar com Laura à noite, enquanto acalma Beatriz e conforta Clara, assustada com a maternidade. Dormir? Um luxo raro.

O trabalho doméstico continua, mais vital do que nunca. Mas agora, com o peso adicional da culpa de deixar Clara sozinha na casa por horas, com a bebê recém-nascida. Helena tem a sorte de sua patroa ser humana e ter paciência para aceitar as faltas repetidas no trabalho. Cada atraso, cada olheira mais funda é um pedido de ajuda silencioso.

A família de Pedro ajuda, às vezes, sem muito compromisso. Mas a rotina diária fica no colo da mulher que cuida, estuda e trabalha.

O corpo de Helena, já exaurido, grita silenciosamente. Dores nas costas insuportáveis de carregar Beatriz e o peso emocional. Enxaquecas constantes. A mão que treme ao passar roupa. Ela se arrasta, mas não para.

Ver a luz se apagar nos olhos de Clara, substituída por um cansaço precoce e um medo constante. Sentir a revolta silenciosa de Laura, que vê seus sonhos adiados ainda mais pela irmã. O medo constante de não dar conta, de falhar com todas elas.

Helena tinha um peso na consciência, pois se sentia culpada pela gravidez precoce. Helena não esqueceu Clara. A vida a sobrecarregou de tal forma que uma fissura se abriu. Enquanto focava em Laura, prestes a entrar na vida adulta e mais vulnerável aos homens (o maior terror de Helena), Clara, na quietude de sua dor adolescente e na necessidade não vista de validação, escorregou pela brecha. Foi uma tragédia da atenção dividida ao limite, não do desamor.

Quando a netinha nasceu — pequena, frágil, com os olhos escuros de Clara e a boca teimosa de Helena — algo mudou. Ao segurá-la pela primeira vez, Helena não viu apenas mais um fardo. Viu uma inocência a ser protegida. Viu uma chance de quebrar o ciclo, de verdade, desta vez. Ela jurou, silenciosamente, sobre a cabeça macia da bebê:

Beatriz teria educação e atenção. Saberia ler, escrever, pensar. Cuidaria de Beatriz com muito carinho e amor.

Beatriz conheceria o amor seguro de sua mãe e de sua avó Helena, sem homens que usam e abandonam. Beatriz teria autoconfiança, autoamor, e isso ela deveria aprender em casa.

Beatriz jamais lavaria panelas gigantes, passaria fome por doces alheios ou seria abandonada em um quartinho escuro.

Helena agora luta por três gerações: por Clara, para que a maternidade precoce não a defina, para que termine os estudos, para que encontre sua força e não repita os erros com Beatriz. Por Laura, para que conquiste a independência através do estudo, que escape à sina da pobreza e da dependência masculina, faça a sua formatura e seja uma excelente profissional de educação física. Por Beatriz, para que tenha a infância protegida e as oportunidades que Laura e Clara não tiveram. Para que o ciclo seja quebrado.

Helena lava fraldas de pano no tanque frio antes do nascer do sol. Enquanto esfrega, vê Clara amamentando Beatriz com uma expressão de ternura e susto que corta o coração. Vê Laura estudando, rabiscando furiosamente sob a luz de uma vela, determinada a "sair dessa". A dor é imensa, o cansaço é assassino, a dúvida a assombra todas as noites. Mas, no meio do caos, há um fio de luz tecido de amor puro e de uma teimosia inacreditável.

Helena não é mais só mãe, avó ou trabalhadora doméstica. É um monumento vivo de resistência feminina. Uma força geológica. Ela sabe que pode não viver para ver Beatriz se formar, mas luta para que, um dia, Beatriz possa olhar para trás e dizer: "Minha avó era feita de aço e amor". E, por causa dela, eu sou livre. Essa é sua única e imensa glória.

Certo dia, após o almoço, José liga para Helena. Helena fica assustada, porque, depois que voltou a morar com Seu Geraldo e Dona Isaura, nunca mais tinha enviado dinheiro para a família de origem, pois as dificuldades aumentaram e ela não tinha possibilidade de ajudar. Isso já tinha passado muito tempo.

— Que foi, José? Por que demorou tanto para ligar? Você sabe que eu não tenho como te ligar. Não mandei dinheiro porque as coisas pioraram. Tenho Laura, Clara e agora Beatriz.

— O que é isso, Helena? Mais uma filha que o pai abandona! Onde você vai parar desse jeito?

— Você demora tanto para ligar e ainda me xinga... Se for para brigar, vou desligar, pois não tenho tempo para perder.

— Helena... Helena... espera... Desculpa. Nossa mãe morreu e as meninas não querem vir morar comigo. Eu já tenho minha família e minha esposa, e só resta você. Selena e Luana já trabalham e podem ajudar com as suas filhas. Pensa com carinho, Helena. Elas só têm a nós agora. Sofia é uma menina doce, você vai ver.

— Como assim? Por que não me ligou antes?

Helena ficou muda. Sentiu o coração bater mais acelerado. Suas pernas começaram a ficar bambas, ela colocou a mão na cabeça e bateu no canto da mesa com força, dando um soco tão forte que quebrou o abajur. Mais uma vez, não se despediu de quem amava. O pai morreu longe e ela não pôde vê-lo. A mãe ficou doente, a abandonou e partiu sem poder dar um último adeus. Helena se recuperou e disse, com o coração apertado, mas cheio de amor:

— Traga elas para mim. Podem morar comigo. Estamos em três, mas quem sabe será uma ajuda em boa hora.

— Amanhã cedo será o enterro, Helena. Ela estava muito debilitada. Mandou-me entregar uma carta para você.

— Diga, José, o que ela escreveu?

— Amanhã, depois do enterro, enviarei as meninas para te entregarem a carta.

Na manhã seguinte, José fechou a casa, vendeu os pequenos móveis que sobraram na casa dos pais: uma mesa velha, com três cadeiras, um tanque de azulejo verde, um fogão a lenha sem pés, uma geladeira e duas camas de casal, por alguns trocados. Entregou-os às meninas junto com um saquinho que continha a carta escrita em um papel rasgado e sujo, e embarcou as irmãs no ônibus com o destino certo: Helena, a irmã que ele amava.

Os pilares da fortaleza

A casa de Helena, que já foi um quartinho de fundo de quintal, um barraco de taipa e um refúgio em Vargem Bonita, transformou-se em uma cidadela feminina.

Sete mulheres sob o mesmo teto, cada uma trazendo suas cicatrizes, sua força e sua história de resiliência. O ar, antes pesado de cansaço e desespero, agora vibra com uma energia coletiva de sobrevivência e cuidado mútuo.

Helena, irmã mais velha de Luana, Selena e Sofia; mãe de Laura e Clara e agora avó de Beatriz. Ela era a matriarca da residência. Cansada até os ossos, marcada por uma vida de abandono e trabalho brutal, mas seu espírito é a coluna mestra da casa. Coordena, aconselha, segura as pontas quando as forças das outras fraquejam. Seus olhos, profundos como cavernas de experiência, veem tudo: a dor, a esperança, o medo. Beatriz é seu foco sagrado.

Helena canta pelos cantos da casa, uma canção que aprendeu no tempo de lavar pratos no restaurante:

"Lava a culpa no rio, menina...

O homem vai, a criança fica...

Sete panos para só um filho...

É a nossa justiça."

Laura, a força em movimento, era a mais velha das meninas. Aos 22 anos, cursando Educação Física com uma determinação de aço. O namorado, Andre, é um apoio respeitoso, não um centro. Ele entende a dinâmica da casa, ajuda com transporte, às vezes traz comida. Laura usa seu conhecimento para ajudar Beatriz com exercícios adaptados em casa. Ela é a prova viva de que os esforços de Helena valeram a pena — uma filha que quebrou o ciclo.

Clara, a jovem mãe com 15 anos, cuja adolescência foi engolida pela maternidade, floresceu na responsabilidade. Madura além dos anos, cuida de Beatriz com uma doçura e eficiência que surpreendem. Voltou a estudar à noite, carregando cadernos e fraldas na mesma mochila. Seu amor por Beatriz é uma força tranquila e poderosa.

Beatriz, com 2 anos, tinha uma deficiência hereditária (um quadro complexo que afeta o desenvolvimento motor e exige cuidados constantes), sendo um desafio diário. Fisioterapia, fonoaudiologia, terapia ocupacional, remédios, pediatras. Mas Beatriz também é alegria pura. Seus olhos brilhantes, seu sorriso que conquista todas as pessoas que se aproximam, sua teimosia, que espelha Helena, são o coração pulsante da casa.

Luana, a irmã gêmea de Selena, ex-auxiliar de enfermagem, encaixou-se perfeitamente na rotina diária de Beatriz. Com muitos conhecimentos, pois aprendeu a aplicar injeções, monitorava os sinais vitais de Beatriz, sabia fazer curativos e organizava os remédios com precisão militar. Ela é a sentinela da saúde da casa.

Já Selena, a outra irmã gêmea, tia de Clara e Laura, tem mãos de fada para consertar roupas, transformar retalhos em cobertores e ajustar roupas ao corpo de quem acaba de chegar. Ela já tinha encomendas de todo o bairro.

Um vestido aqui, uma blusa ali e assim, ela juntava dinheiro para colaborar nas despesas da casa e aliviar o calvário de Helena.

Sofia, a mais nova das irmãs, sempre teve "dedo verde". Transformou o quintal minúsculo em uma farmácia viva e uma horta orgânica. Cultiva ervas medicinais, verduras e legumes. É quem cozinha grandes paneladas nutritivas e baratas, mantém a casa limpa e acolhedora, além de ser especialista em distrair Beatriz com histórias e brincadeiras sensoriais.

A rotina das sete mulheres dá corpo e forma à casa. Luana verifica Beatriz. Sofia prepara o café reforçado. Helena e Clara organizam a bolsa de terapias. Laura sai para a faculdade.

Duas vezes por semana, Helena e Clara têm viagens épicas para terapias na cidade vizinha. Acordam cedo, pegam ônibus lotado oferecido pela assistência de saúde municipal, enfrentam filas intermináveis do SUS, mas sempre vão juntas, mãe e filha. Enquanto isso, em casa, as outras meninas se revezam para deixar tudo limpo e organizado.

Na casa das sete mulheres, todo centavo tem destino. As pensões irrisórias dos pais, considerados fantasmas, que nunca mais deram o ar da graça, ligam uma vez no Natal e outra no aniversário. A costura, as hortaliças, além dos bicos de Clara e Laura, sustentam as necessidades da casa. Helena junta as primeiras moedas para retomar sua faculdade de pedagogia.

A prioridade absoluta são as terapias e os remédios de Beatriz. Depois, o restante. Ninguém tem luxos. A riqueza está na mesa farta de Helena e no apoio incondicional das filhas e das irmãs.

A morte da mãe de Helena foi um fechamento amargo, mas necessário. Não houve choro de saudade, mas um luto pela relação que nunca existiu. O reencontro com as irmãs foi a verdadeira herança.

Helena ainda guardava o pacote embalado com a carta da mãe. De um lado, tinha medo de abrir e sofrer ainda mais pelo abandono e pela rejeição de não ter sido acolhida no momento de maior dor. Do outro lado, havia uma centelha em seu coração que palpitava pelo perdão e pelo amor.

Compreender as dores da mãe seria um passo muito profundo para Helena, especialmente neste momento em que a vida lhe apresentava várias possibilidades e perseverança em um futuro promissor. A realização do seu sonho.

As histórias eram compartilhadas à noite: o convento, o abandono dos pais, os casamentos ruins, as lutas solitárias. O vínculo que foi cortado na infância é refeito com fios de solidariedade e compreensão profunda. Beatriz chama todas de "vó" — Laura, Helena, Luana, Selena e Sofia.

A deficiência de Beatriz é a batalha central. As terapias são muito caras e o SUS não cobre tudo. Os remédios pesam no orçamento. Consultas com especialistas. Idas a centros maiores. Rotinas de dor e amor. Há noites de crise, febre e choro inconsolável que testam os limites de todas, especialmente de Clara. Mas ninguém desiste.

Luana pesquisa protocolos, conversa com ex-colegas e improvisa equipamentos terapêuticos. Laura aplica seu conhecimento de movimento, criando exercícios lúdicos aprendidos nas terapias. Helena garante que o dinheiro destinado às terapias esteja disponível, custe o que custar. Todas as mulheres da casa lutam com um objetivo único: cuidar e ajudar umas às outras.

A casa não é um paraíso. É um lugar de cansaço profundo, preocupação constante, contas apertadas. Há discussões, momentos de tensão e lágrimas de frustração. Mas o alicerce é o amor e o propósito comum: proteger Beatriz, garantir o futuro de Clara e Laura, e honrar a própria sobrevivência.

Helena, olhando para sua família improvisada e poderosa — suas filhas guerreiras, sua neta desafiadora, suas irmãs redimidas — sente uma paz diferente. Não é a paz do descanso, mas a paz da trincheira compartilhada. Ela sabe que, juntas, são invencíveis. O abandono do passado não as definiu. Foram forjadas em ferro e compaixão. E, naquele pequeno universo de sete mulheres, criaram um mundo onde o cuidado é a lei maior, e o amor, a única herança que importa deixar para Beatriz.

A FORMATURA DE LAURA

A formatura de Laura ecoou na pequena casa como um terremoto de vitória. Vestida com um vestido simples, emprestado de Helena e ajustado com perfeição, ela atravessou o palco da universidade sob os gritos ensurdecedores de sete mulheres que desafiavam o silêncio acadêmico com sua alegria feroz.

Helena, de pé ao lado de Clara, que segurava Beatriz no colo, sentiu as lágrimas rolarem livremente. Era o sonho dela sendo realizado. O que ela não conseguiu fazer, sua filha alcançou.

Não eram lágrimas de tristeza, mas de alívio monumental. O diploma de Educação Física nas mãos de Laura era mais que papel; era a prova concreta de que o ciclo podia ser quebrado, tijolo por tijolo, de suor e amor. O emprego na prefeitura da cidade, garantido antes mesmo da cerimônia, era a passagem para um futuro estável, longe da sombra dos quartinhos de fundo de quintal.

Poucas semanas depois, em uma tarde comum de terapias em casa, aconteceu. Beatriz, concentradíssima, apoiou as mãozinhas trêmulas no sofá vermelho velho e rasgado. Luana segurava seu tronco com cuidado, Clara guiava seus pés descalços no chão áspero. Laura, de joelhos à frente, segurava o brinquedo favorito.

— Vem, Beá! Vem pra mamãe! — Incentivou, a voz um misto de esperança e súplica.

E Beatriz, com uma força que parecia brotar das raízes profundas daquela família de mulheres, deu um passo. Instável, vacilante, mas indubitavelmente um passo. Seguiu-se outro. E mais um. Três passos até cair nos braços abertos de Laura.

O silêncio que se seguiu foi cortado por um único suspiro coletivo, seguido por um choro convulsivo de alegria que tomou conta das sete. Beatriz, assustada com o barulho, mas captando a energia, soltou uma gargalhada cristalina, a primeira risada alta e clara que emitia. Foi o marco. O sinal de que as terapias, o amor obstinado, as noites sem dormir, estavam valendo a pena. Beatriz não só andaria. Conquistaria o mundo, passo a passo, com um exército de "vovós" e sua mãe-loba ao lado.

O AMOR QUE CHEGA NA HORA CERTA

Helena conheceu Francisco na feira livre, onde Sofia ia toda semana trocar ervas e verduras. Ele era o vendedor de ferramentas e consertos, um homem de cabelos pretos meio grisalhos, mãos calejadas e olhos tranquilos, como um lago ao entardecer. Viúvo há dez anos, criara sozinho dois filhos que já moravam longe. Nada de sorrisos fáceis ou promessas. Apenas gentileza consistente. Começou consertando de graça o carrinho de mão de Beatriz. Depois, ofereceu-se para arrumar a goteira do telhado da casa das mulheres.

Foi entrando aos poucos, com o respeito de quem sabe o valor de um espaço sagrado. Trabalhava em silêncio, oferecia um cafezinho ouvia. Ouviu as risadas de Beatriz, os debates acalorados sobre contas, as histórias de luta que vazavam nas conversas. Viu a fortaleza por dentro e não tentou invadir; pediu licença para admirar.

Seu primeiro gesto para Helena foi um buquê de manjericão e alecrim, colhidos no seu quintal.

— Para dar cheiro bom na cozinha, Dona Helena. E para acalmar os ânimos, dizem os mais velhos.

— Para Francisco, bons ânimos se colhem dobrando os joelhos — disse Helena, toda acanhada, mais por dentro explodia de felicidade.

O segundo foi construir um balanço adaptado para Beatriz no quintal minúsculo, com cinto de segurança e apoio para as costas. Beatriz o chamou de "vovô Chico" no segundo dia.

Francisco jamais perguntou sobre os pais ausentes ou sobre Eduardo e Saul. Sentia, no dia a dia, a dor de uma mulher solo. Uma mulher que não tinha tempo para si. Para olhar-se, vestir-se, dar uma caminhada, ler um livro, fazer um exercício físico. Eram várias as cicatrizes que faziam parte da paisagem de Helena, como buracos a preencher. Respeitou o ritmo lento dela, sua desconfiança inicial, seu foco absoluto nas meninas e na neta.

Francisco ajudava Selena a organizar a oficina de costura no fundo do quintal, construindo prateleiras sólidas. Passar a linha na agulha era uma de suas atividades preferidas. Usava óculos de fundo de garrafão que ampliava o olho da agulha, facilitando o passamento do fio. Ficava com Beatriz durante as terapias mais difíceis, contando histórias com voz rouca e paciência infinita. Não tentou ser o pai, nem o salvador. Tentou ser um aliado.

A conexão com toda a tribo foi acontecendo aos poucos. Helena não dava muito espaço, pois já tinha uma estrada com homens. Francisco foi conquistando o terreno. Primeiro conquistou as irmãs, uma a uma: Luana, com seu conhecimento prático de ferramentas; Selena, com sua seriedade financeira (ele era meticuloso com as contas); Sofia, com sua paixão pela terra. Clara o respeitou por ver a paz que ele trazia à mãe. Laura confiou nele quando ele segurou Beatriz durante uma crise convulsiva, calmo e eficiente. Já Beatriz era sua fã número um.

Um domingo, após um almoço barulhento e feliz, as sete mulheres, Francisco e Beatriz, no centro, saborearam um frango caipira que ele preparou. Todos estavam animados com o domingo ensolarado. Após a sobremesa, cada um foi se dispersando, ficando somente Francisco na cozinha ajudando Helena a lavar a louça monumental.

O sol entrava pela janela, o cheiro de café fresco passado após o almoço enchia o ar, e o riso de Laura e Clara vinha do quintal. Francisco secou as mãos e, ao servir o café, tocou sem querer na cicatriz de Helena, virou-se para ela e disse, simplesmente:

— Helena, tu és a mulher mais admirável que conheci. É uma honra estar perto de ti e dessa tua família forte. Se me deres licença, gostaria de ficar perto... pra sempre.

Helena largou o prato que estava ensaboando, puxou a toalha das mãos de Francisco e secou as mãos, fazendo movimentos rápidos. Com um sorriso de canto de rosto, disse:

— Francisco, minha vida foi traçada por abandonos. Em cada um que passei, algo foi junto. Hoje vivo a melhor fase da minha vida, com minha família e tenho segurança. Preciso que você aguarde. Vamos vendo como vai. Não te prometo nada ainda. Se puder, peço que me espere.

— Claro, Helena, eu aguardo o tempo que for necessário.

— Francisco, não é você. É que... meu corpo foi estrada de muitos homens. Todos passaram a cavalo. Nenhum parou para consertar o que quebrou.

Francisco, secando a panela de pressão usada para fazer a galinhada, falou, olhando nos olhos de Helena:

— Eu não sou cavaleiro, Helena. Sou carroceiro. Ando devagar, para onde há carga para ajudar.

Não houve beijo apaixonado. Houve um aperto de mãos longo, um olhar profundo que carregava décadas de solidão e compreensão, e um aceno de cabeça silencioso de Helena, cujos olhos úmidos diziam o que a boca ainda custava a formar: Sim.

A casa agora respira um novo ritmo. Francisco não mora lá oficialmente, mas está sempre presente. Trouxe uma paz masculina que não sufoca, mas apoia. Ele é o alicerce silencioso que permite às mulheres voarem mais alto.

A menina que lavou panelas gigantes, que sobreviveu à fome e ao abandono, que criou filhas sozinha na escuridão, que ergueu uma fortaleza com outras mulheres feridas... encontrou, no fim da jornada, o que sempre mereceu: respeito, família, neta amada, filhas vitoriosas e um amor tranquilo, que aquece os ossos cansados sem exigir que ela pare de ser quem sempre foi: uma força da natureza.

Na segunda-feira, o tempo iniciou emburrado. O céu estava cinzento e muitas nuvens anunciavam uma chuvarada. Os jornais já alertavam 90 milímetros de chuva na região. A Defesa Civil fez comunicado de locais perigosos, perigo de quedas de árvores. Helena acordou cedo, organizou o almoço antes de sair para trabalhar. Acordou Clara e avisou para não esquecer o guarda-chuva e agasalhar bem Beatriz antes de levá-la à escola. Após o almoço, Helena levou Clara à terapia, chegando em casa perto das 17h. A chuva não dava trégua; parecia que a torneira estava aberta na potência máxima. As meninas chegaram da escola ensopadas, com tênis molhado e cabelos pingando. Helena rapidamente tirou a mochila das costas de Beatriz e mandou ela tomar banho quente para não pegar gripe. A noite avançou e a chuva não dava sinal de parar. Helena estava preocupada porque os baldes de água já estavam por toda a casa. Goteiras enfileiradas pela sala denunciavam uma noite de guerra.

Após o jantar, Helena ouviu um barulho forte vindo do quarto de Beatriz. O vento uivava e a janela tremia. Parte do telhado havia descido e a água começava a invadir como um rio bravo. Helena gritou para que Clara levasse Beatriz para a casa da vizinha. Laura e Selena rapidamente tiraram os móveis e roupas do quarto, enquanto Helena ligava desesperada para Francisco.

Francisco, em menos de três minutos, chegou na casa de pijama, já enxarcado, segurando a caixa de ferramentas. As irmãs observavam a água entrando na sala como sentinelas. Francisco quis subir no teto e jogar uma lona que estava cobrindo as lenhas no paiol.

— Segura a escada, Selena. Pega a lona no paiol, Helena, lá fora.

— Sim, já estou indo. Cuidado com essa escada, Francisco. Está lisa.

Todos obedeciam a Francisco como um general. Com o lampião pendurado no varal, Francisco subiu no telhado com as braçadeiras de ferro. Helena segurava a lona e a esticava. A água escorria pelas costas de Francisco, formando uma cachoeira. Helena não enxergava de tanta água que escorria do telhado em seu rosto.

— Desculpa te chamar a essas horas, Francisco, mas eu não sabia o que fazer.

— Telhado furado não espera trauma passado, rainha.

Francisco consegue conter as goteiras e tranca as saídas de água que havia nas fissuras das telhas. A calha estava apodrecida, e a água escorria pelas frestas e pelas saídas de luz.

— Isso é só para esta noite, Helena. Amanhã, precisa trocar as calhas; elas estão podres. Essa lona não aguenta por muito tempo.

— Graças a Deus e à sua generosidade, Francisco. Não sei o que seríamos sem você. Essa hora estaríamos com a casa toda alagada.

— Nossa, temos muito serviço lá dentro. Disse Francisco, descendo as escadas e segurando o lampião.

As meninas estavam secando o chão, limpando os móveis, tirando as roupas. Laura fez um chá de guaco quentinho para tomar.

— Clara e Beatriz vão passar a noite na casa da vizinha, avisou Selena. E Dona Letícia falou que tem mais um beliche, se alguém quiser passar a noite lá.

— Nossa, esses vizinhos são muito atenciosos, né, Helena? Como é bom tê-los por perto.

— É muito importante ter mãos que acolhem por perto. Olha que sei do que falo, Francisco.

— Imagino, Helena, mas tudo muda.

— Corre tomar um banho, Francisco. Você está muito molhado, vai se resfriar.

— Sim, eu já vou indo.

— Indo para onde? — disse Helena. — Pode ficar aqui esta noite. Lhe devo um jantar.

No fundo, era o convite que Francisco mais esperava. Não se demorou e já aceitou.

— Mas, eu não tenho roupas limpas aqui.

— Peraí! — disse Helena.

— Vou pegar a calça do Seu Geraldo que ficou aqui para a Selena fazer a barra. E a camiseta, eu te empresto uma. Vai ficar meio apertada, mas é só para dormir.

Francisco fita os olhos de Helena, como se quisesse adentrar e beijar a sua boca. Helena para no tempo e segue o fluxo do olhar. Os batimentos cardíacos batem na mesma frequência. A chuva começa a ficar mais calma e silenciosa. Francisco levanta-se e vai em direção ao banheiro. Helena entrega a toalha branca felpuda e cheirosa, e beija Francisco levemente. Aquele beijo selou confiança e respeito.

Francisco acordou cedo. Arrumou a cama e foi comprar pães quentinhos para o café. Chegou em casa e viu Helena preparando o café com a camisola de seda verde água.

— Tome. Puro, do jeito que vi que você gosta.

— Como você dormiu ontem?

— Muito bem, com segurança, diz Helena com um sorriso de canto de boca.

— Pois é, vi que você nem roncou... risos.

— Eu fiquei o tempo todo escutando a chuva, estava com medo de que a lona descesse do telhado. Naquela chuva, não sabia se os pontos estavam bem fixados.

— Tenho que arrumar essa calha.

Helena saiu com Francisco para contratar o calheiro para consertar o telhado. Não havia mais chuva prevista para as próximas horas, momento em que precisavam deixar tudo arrumado para evitar problemas. Na volta, Francisco deixou Helena na escola de Beatriz e depois iria trabalhar.

Caía o crepúsculo. Era sexta-feira. A casa estava em silêncio. Selena e Luana foram dar uma volta com Beatriz. Clara tinha ido à farmácia comprar fraldas. Helena, sentada na varanda da casa, olhava o céu iluminado de estrelas. Vento suave, batendo na cortina. Tempo totalmente diferente da noite anterior. Pensou que seria um bom momento para ler o que sua mãe havia deixado. Sua herança.

Helena levantou-se com passos lentos, como se não quisesse chegar ao destino. Passou a mão pelo balcão da cozinha, segurou a porta da sala, adentrou o quarto e abriu a porta do pequeno guarda-roupas de quatro portas, de madeira escura, lascado no canto.

O envelope dizia: Perdão postal, sem data de validade. Helena abriu devagar o envelope. A carta tinha cheiro de morte, misturada com sangue.

Minha Helena, menina-amada,

Sei que minhas palavras vão chegar tarde. Sempre fui covarde com você. Até agora. Nunca esqueci o dia em que teu pai decidiu te mandar para o convento. Sofri de raiva. De ódio dele não ser um homem que colocasse comida na mesa. Sofri pela doença que o levava aos poucos. Sofri pelo meu abandono de criança. Sofri ao ver minha menina de 14 anos sofrer sozinha o que eu passei. Não tive infância, Helena, sei a dor de estar sozinha no escuro. No dia em que voltaste do convento, magra como osso, mãos quebradas... eu quis correr, te abraçar, te esconder no meu colo. Mas minhas pernas travaram. Minhas mãos pesavam toneladas. Teu pai morreu me chamando de fraca, e eu... acreditava. Você era tudo que eu não tinha coragem de ser: foi decidida a fugir das freiras, brava ao enfrentar a professora malvada, forte ao criar filhas no escuro. Enquanto eu, mãe de trapo, só sabia aceitar ver o teu pai te vender por promessas de comida. Não te abracei naquele dia por inveja da tua força, menina. Inveja da tua coragem. Medo que, se te tocasse, você visse o buraco onde meu amor devia estar. Perdoa esta mãe de mentira. E, quando bater no céu, procura tua força lá dentro – eu emprestei ela pra você nascer. Helena, me perdoa. Fui fraca. Morri com essa dor amarga. Te amo, filha.

Helena não chora. Sua pressão sobe. Ela segura o papel contra o peito e relembra a dor. Olha para as mãos com cicatrizes e sente o cheiro de sangue. Vê a mãe encolhida na porta, sem reação. Sua própria voz infantil diz: Me mandaram embora. Helena fala alto: "Mãe, eu não precisava da tua coragem, eu precisava do teu colo".

Helena relê só um trecho: "inveja da tua coragem". Ergue os olhos e vê Clara ensinando Beatriz as primeiras letras do ABC. Laura lendo um livro de educação física. Selena costurando roupas com seu fone de ouvido. Helena está satisfeita com a sua família. Helena dobra a carta em forma de barquinho, atravessa a rua, dobra a esquina e vai até o riozinho que passa manso atrás da casa da praça.

Leva essa verdade, mãe. Ela é tua, não minha. Minhas filhas sabem o gosto do meu colo todos os dias. Chega de sofrimento, mãe. Olhe por nós de onde a Senhora estiver. Fizemos um pouco diferente. Me abençoe. Abençoe minha família.

Nota da Autora

Mães Solo no Brasil: uma história de resistência e abandono.

Desde os tempos coloniais, as mães solo no Brasil carregam um fardo invisível, marcado pela ausência paterna, pela pobreza e pela luta diária para sustentar seus filhos. O que hoje aparece como "famílias monoparentais" é, na verdade, uma herança secular de desigualdade de gênero e abandono.

O termo "família monoparental" surgiu na Constituição Federal de 1988, mas tem origem diversa. Historicamente, a viuvez e o abandono foram causas importantes, e a expressão popular "mãe solteira" também emergiu desse contexto. Atualmente, o divórcio, a separação, a adoção por uma pessoa solteira e a escolha individual de ter filhos sem um parceiro fixo também contribuem para a formação de famílias monoparentais.

No Brasil colonial, mulheres pobres, negras e indígenas já criavam seus filhos sozinhas, seja pela violência dos senhores de engenho, pela migração forçada de homens escravizados ou pela morte precoce de parceiros. A Igreja e o Estado as tratavam com desconfiança, associando maternidade solo à "promiscuidade". Essa marginalização persistiu no século XX, quando mães divorciadas ou viúvas eram estigmatizadas, e o Código Civil de 1916 sequer garantia direitos iguais na guarda dos filhos.

O papel da mulher na sociedade brasileira passou por mudanças significativas ao longo da história. Sua inserção e participação no mercado de trabalho foram marcadas por desigualdades em relação ao trabalho masculino, incluindo diversas formas de exploração e discriminação, como longas jornadas de trabalho, salários inferiores aos dos homens, maiores índices de desemprego e discriminação em relação à maternidade.

Apesar da crescente evolução do trabalho feminino e da adoção do princípio da igualdade pela Constituição Federal, os dados estatísticos ainda apontam diferenças significativas de oportunidades e salários.

No decorrer do desenvolvimento do nosso ordenamento jurídico, algumas importantes modificações foram feitas para garantir a proteção dos direitos femininos no ambiente de trabalho e, principalmente, no que diz respeito à proteção da maternidade, como se observa no Art. 391 da CLT: *"Não serão permitidos em regulamentos de qualquer natureza contratos coletivos ou individuais de trabalho, restrições ao direito da mulher ao seu emprego, por motivo de casamento ou de gravidez".*

Somos carentes, no Brasil, de legislação específica e da necessidade de amparo por parte dos poderes legislativo, executivo e judiciário na tentativa de mitigar o impacto social causado pela falta de políticas públicas de apoio à maternidade solo, que abrangem temas como saúde, educação e acesso à justiça, direitos básicos inerentes à vida humana.

O Brasil tem atualmente 11,6 milhões de mães solo, de acordo com dados do PNAD/IBGE/IPEA, que representam 67% dos lares monoparentais[1]. Por trás desses números, há histórias de abandono e resistência. Sendo que 57% dessas mães vivem abaixo da linha da pobreza, segundo dados da Fundação Getúlio Vargas, sobrevivendo com menos de R$ 500 por mês. O índice mais impressionante é que 68% trabalham na informalidade (Dieese, PENAD 1995 e IBGE), sem direitos trabalhistas ou licença-maternidade, e 80% não recebem pensão alimentícia (IBGE).

[1] Censo Demográfico 1991 e 2000, Rio de Janeiro: IBGE, 1991/2000. Famílias Monoparentais no Brasil. Brasília: IPEA, 2002, disponível em: https://www.ipea.gov.br. Acesso em junho 2024.

Conforme os dados do CNJ[2] — Conselho Nacional da Justiça, 72% das pensões são inferiores a um salário-mínimo, valor insuficiente para cobrir gastos básicos. Além disso, mais de 35% das pensões fixadas precisam ajuizar execução de alimentos para receber a pensão de forma adequada.

Não que se refira aos filhos dessas mães solo, 35% das crianças não têm o nome do pai na certidão, segundo dados do IBGE, o que perpetua a exclusão, o abandono e as dificuldades financeiras que atravessam gerações. De acordo com o último Censo Escolar, realizado pelo Conselho Nacional de Justiça — CNJ e divulgado em 2013, há 5,5 milhões de crianças brasileiras sem o nome do pai na certidão de nascimento. Isso traz um debate sobre como devemos encarar a paternidade no século XXI e superar a referência de pai provedor.

Segundo o Ministério da Saúde, 400 mil meninas de 10 a 19 anos tornam-se mães por ano, dessas 76% abandonam a escola (Unicef)[3], condenadas a empregos precários e 68% sofrem violência doméstica (IPEA[4]), muitas vezes pelo próprio parceiro que as abandonou.

Mesmo que o governo anualmente aumenta o índice de crianças com acesso à escola, somente 39,8% das crianças[5] têm acesso a creches públicas no ano de 2024, obrigando mães a deixar o mercado de trabalho ou depender de favores para o cuidado diário.

---

[2] CNJ/FGV. Justiça e Gênero nos anos 90. Rio de Janeiro. FGV, 2001. CNJ. Painel das Pensões alimentícias 2023. Brasília. CNJ, 2023. disponível em: https://www.jus.gov.br. Acesso em junho 2024

[3] Retirado do site: https://www.unicef.org/brazil/comunicados-de-imprensa/unicef-apresenta-analise-das-desigualdades-na-infancia-e-adolescencia-no-recife.

[4] IPEA. Estatísticas de Gênero 2021. Brasília. IPEA, 2021. Disponível em https://ipea.gov.br. Acesso em janeiro/2025.

[5] Retirado do site: https://agenciabrasil.ebc.com.br/educacao/noticia/2025-06/acesso-educacao-avanca-no-brasil-mas-sem-atingir-maioria-das-metas#:~:text=A%20parcela%20de%20crian%C3%A7as%20de,92%2C9%.

O pior ainda é o preconceito que cerca as mães solteiras, sendo que 7 em cada 10 mães solo relatam preconceito.[6]

E o que dizer das inúmeras mães adolescentes que sofrem violência obstétrica, desde humilhações até procedimentos não consentidos?

A história das mães solo no Brasil é a história de um país que as obriga a carregar sozinhas um peso que deveria ser dividido. Seus desafios não são fruto do acaso, mas de uma estrutura que naturaliza a ausência paterna e a precariedade feminina. Romper esse ciclo exige políticas públicas urgentes — de creches universais a tribunais ágeis para pensões — mas também um reconhecimento: o Brasil só será justo quando suas mães solo não precisarem mais ser heroínas para sobreviver.

Ser mãe solo no Brasil é lutar contra um sistema que as culpa por uma ausência que não foi sua escolha. Elas não estão sozinhas — estão cansadas de carregar um país que insiste em não as apoiar de volta.

Toda a história das mães solo no Brasil é marcada por avanços lentos e desafios persistentes. Para entender essa trajetória, vamos comparar a realidade das décadas de 1990 e 2020, usando dados, depoimentos reais e análises sociais.

Na década de 1990, o Brasil vivia a abertura econômica pós-ditadura, com inflação alta e poucas políticas públicas para mulheres.

Na época, não existia o termo "mãe solo" — eram chamadas de "mães solteiras", muitas vezes com um tom moralizante. A Constituição de 1988 trouxe avanços, mas a Justiça ainda era lenta para garantir pensão alimentícia.

Abaixo seguem depoimentos de clientes:

Depoimento real (M S, 52 anos):

[6] Retirado do site: https://www.em.com.br/app/noticia/saude-e-bem-viver/2023/05/13/interna_bem_viver,1493499/7-em-cada-10-mulheres-sao-maes-no-brasil-metade-e-solo.shtml.

"Em 1995, quando meu marido saiu de casa, eu não sabia nem onde procurar ajuda. Fui à delegacia e me disseram que pensão era questão de família, não da polícia."

Trabalhava como doméstica e deixava meus filhos trancados em casa porque não tinha creche. Uma vez, o mais novo quebrou um braço e eu quase perdi o emprego por faltar o serviço.

Depoimento Real (A, C, 28 anos):

"Hoje há mais informação, mas a realidade ainda é dura. Quando engravidei aos 17 anos, consegui uma vaga em um projeto social que me ajudou a terminar os estudos. Mas a pensão do pai da minha filha? R$ 200 por mês, e mesmo assim ele atrasa. Trabalho como diarista, mas não tenho direitos trabalhistas. Pelo menos hoje posso denunciar ele na Justiça online".

Depoimento Real (B, S, 27 anos):

"Desde que engravidei, fui abandonada. O pior de tudo é suportar a jornada de trabalho e o cuidado. A sociedade me exclui. A maior dor é nas festas do Dia dos Pais, ver meu filho sem nenhuma referência. Eu não mando na escola".

Depoimento Real (L, V, 34 anos):

"Quando não se tem comida em casa e há uma criança para alimentar, é desesperador. Ainda mais quando estamos sozinhas. Fiquei bem ansiosa, tive crise de pânico, não conseguia dormir direito. Conversando com a rede de apoio, as coisas vão se organizando".

Segundo dados do IBGE de 1995, apenas 12% das mães solo tinham emprego formal (a maioria era diarista ou autônoma), e apenas 25% recebiam pensão alimentícia — e, quando recebiam, era abaixo de meio salário-mínimo.

Na década de 90, ainda não havia a Lei Maria da Penha, e a guarda dos filhos quase sempre ficava com o pai, se ele tivesse melhores condições financeiras. As mulheres divorciadas ou solteiras eram malvistas, especialmente nas cidades pequenas. Sem licença-maternidade garantida para trabalhadoras informais (a CLT só protegia quem tinha carteira assinada), a maioria das jovens mulheres sofria economicamente e emocionalmente, o que gerou uma geração de fome e dor emocional.

Na década de 2020, apesar de maior visibilidade, surgiram ainda mais lutas. Nesse período, o termo "mãe solo" ganhou espaço na mídia e nas políticas públicas. Houve avanços na legislação, como a Lei Maria da Penha, o Marco Legal da Primeira Infância e a Lei Geral de Proteção de Dados (LGPD), que visa proteger informações em processos de pensão. Além disso, observou-se um crescimento de coletivos e ONGs de apoio, como: "Somos Todas Marianas" em São Luís, Maranhão; "Associação Projeto Casas de Mães" em Santo André, SP; "Mães em Floripa"; "Casa Eliane de Grammont" em São Paulo; redes de apoio, clubes de mães, Conselhos Municipais dos Direitos das Mulheres, leis federais e os Centros de Referência municipais, que oferecem serviços de assistência social e apoio a famílias em situação de vulnerabilidade, incluindo mães solo, como é o caso do CRAS e CREAS.

Durante esses 35 anos, entre a década de 90 e o ano de 2025, o que não mudou foi o abandono paterno, que continua massivo — só que hoje os pais usam subterfúgios, como trabalhos informais, para não pagar pensão. Mães solo ainda são as maiores responsáveis pelo trabalho doméstico e cuidado dos filhos, mesmo quando trabalham fora. A maternidade adolescente ainda é uma porta para a pobreza — embora hoje haja mais programas de apoio, a evasão escolar continua alta.

Nos anos 90, as mães solo eram invisíveis e abandonadas pelo Estado. Hoje, têm mais voz, mas a estrutura que as oprime ainda é a mesma: um sistema que exige delas uma força sobre-humana, enquanto permite que os pais desapareçam impunes. Nos anos 90, elas lutavam sozinhas. Hoje, lutam em rede — seja nos grupos de WhatsApp que divulgam pais inadimplentes, seja nos projetos que oferecem capacitação profissional.

Nos anos 90, a sociedade dizia: 'Você não deveria ter aberto as pernas'. Hoje, dizem: 'Você é forte, você dá conta'. Nenhum dos dois discursos paga as contas no fim do mês.

A maternidade solo pode surgir de diversas situações: pode ter sido uma escolha da mulher ou mesmo resultado de uma viuvez inesperada. Mas, infelizmente, a maioria dos casos ainda acontece por um motivo que vai além da mãe: a negligência e o descaso dos genitores.

Se ser mãe numa sociedade patriarcal é quase sempre sinônimo de sobrecarga, física ou mental, ser mãe solo é ainda mais pesado. As demandas deixam de ser pouco ou mal divididas com os homens e passam a ser totalmente das mulheres.

Só haverá uma mudança significativa quando todas as instituições – família, escola, redes de amigos e organizações de trabalho – se organizarem, de formas diferentes, enquanto rede de apoio para mães solo. Mas o poder público tem um papel crucial nessa equação. Para além de reformular leis e políticas públicas para mães, Joyce acredita que o Estado deveria promover uma conscientização sobre o que é a maternidade solo.

Importante observarmos que as mães solo brasileiras, nos grandes e pequenos centros, têm maior índice de desenvolver doenças psíquicas, na sua maioria devido ao preconceito, à maternidade sem apoio conjugal e parental, à falta de assistência social pública. Essas condições contribuem para uma facilidade maior de se tornarem usuárias de drogas lícitas e ilícitas, ao ponto de abandonarem ou doarem seus filhos.

Essa é uma triste realidade para um país rico em conhecimento e recursos, mas com pouco investimento psicológico nas redes públicas.

Por fim, cada mãe solo necessita ter acesso e iniciativa para buscar assistência social mais próxima, adquirir ajuda psicológica e parental (pai, mãe, tios, primos, etc.), participar de programas de inserção no mercado de trabalho após a maternidade, e ser empreendedora de seu próprio negócio para conciliar a criação dos filhos com trabalhos informais e digitais. Tudo isso só é possível se houver projetos e atividades ofertados pelo município, estado e governo federal à comunidade onde as mães solo residem.